Die vorliegende Abhandlung wurde im Jahre 1888 geschrieben als erster Theil eines in mehreren Abschnitten geplanten Rechenschaftsberichtes an den wissenschaftlichen Ausschuss der Grocers-Innung in London (Report to the Scientific Committee of the Grocers' Company), welche dem Verfasser mehrere Jahre hindurch ansehnliche Mittel zu wissenschaftlichen Untersuchungen zur Verfügung gestellt hat. Weiterhin war das Bedürfniss zur zusammenfassenden Darstellung seiner Versuchsergebnisse für WOOLDRIDGE dadurch gegeben, dass seine Arbeiten in den verschiedensten Zeit- und Gelegenheitsschriften verstreut und zumeist mit grösster Knappheit geschrieben, anfangs wenig gekannt, zuletzt aber vielfach missverstanden und von deutschen wie englischen Forschern heftig angegriffen wurden.

Dem Zwecke, seinen Anschauungen eine grössere Oeffentlichkeit zu geben, stand freilich der Umstand im Wege, dass der Bericht lediglich als Manuscript gedruckt und an eine verhältnissmässig kleine Zahl von Personen vertheilt wurde. Es erhellt aus brieflichen Mittheilungen des Verfassers, dass er den Bericht nur als Skizze für eine grössere Publikation über die physiologischen und chemischen Eigenschaften der Körpersäfte betrachtete. Die Ausführung dieses Planes ist durch den Tod des Verfassers verhindert worden und die Aufzeichnungen, die er hinterlassen hat, genügen nicht, um die beabsichtigte Fortsetzung und Ergänzung vorzunehmen.

Unter diesen Umständen scheint mir eine Wiedergabe des „Berichtes", dieses Mal mit unbeschränkter Oeffentlichkeit, nicht nur gerechtfertigt, sondern sogar geboten. Die Versuche von WOOLDRIDGE enthüllen durch ihre originelle Fragestellung eine solche Menge merkwürdiger und bedeutungsvoller Erscheinungen, dass es im Interesse der wissenschaftlichen Oekonomie beklagenswerth wäre, wenn sie aus äusseren Gründen unbeachtet blieben.

*

Bei dem Interesse, welches die deutschen Physiologen der Gerinnungsfrage stets gewidmet haben, sowie angesichts der Thatsache, dass Wooldridge einen grossen Theil seiner Untersuchungen in deutschen Laboratorien ausgeführt und in deutschen Journalen veröffentlicht hat, habe ich die Uebersetzung des Schriftchens für zweckmässig erachtet. Ein Wiederabdruck der sämmtlichen Schriften des Verfassers (darunter der deutschen in englischer Uebersetzung) wird von Professor V. Horsley in London vorbereitet.

Die Erlaubniss zur Uebersetzung ist mir von Mrs. Fl. Wooldridge, der Wittwe des Verstorbenen, sowie von der Worshipful Company of Grocers bereitwilligst ertheilt worden und ich spreche hierfür auch an dieser Stelle meinen Dank aus.

Ich habe mich bestrebt, die Uebersetzung möglichst genau nach dem Original zu gestalten. Doch konnte einer gewissen Freiheit in der Wiedergabe nicht entrathen werden, da manche Theile so skizzenhaft behandelt sind, dass sie dem Verständniss Schwierigkeiten bereiten; auch wird die Vertrautheit mit den früheren Publikationen des Verfassers oft in zu hohem Maasse vorausgesetzt. Erläuternde Zusätze beschränken sich stets nur auf wenige Worte. Umordnungen des Textes sowie Auslassungen sind angemerkt. Angesichts dieser Schwierigkeiten dürften mancherlei Unvollkommenheiten der Uebersetzung eine nachsichtige Beurtheilung erfahren.

Leipzig, Winter 1890.

Dr. M. v. Frey.

Leonard Charles Wooldridge

wurde 1857 zu Overton in Hampshire geboren, wo sein Vater eine ausgebreitete ärztliche Praxis betrieb. Er besuchte die Surrey County School zu Cranleigh. Kurz nach dem Tode seines Vaters kam er 1874 allein nach London, inscribirte sich an der Universität und besuchte die vorbereitenden Classen an Guy's Hospital, unter dessen ständige Studentenschaft er im nächsten Jahre aufgenommen wurde. Die Prüfungen, welchen er sich bei dieser Gelegenheit sowie später wiederholt unterzog, um die Grade eines M.B., B.Sc., D.Sc. und M.D. zu erringen, brachten ihm stets Auszeichnungen oder Preise ein und machten seine Lehrer auf seine ungewöhnliche Begabung aufmerksam. Im Jahre 1879 ging er nach Leipzig, wo er in C. Ludwig's Laboratorium bis 1882 arbeitete. 1881 erhielt er durch Prof. M. Foster das George Henry Lewis Reisestipendium, mit dem er im Winter 1883 nach Berlin ging und unter Virchow Pathologie studirte. 1884 liess er sich in London nieder und übernahm das Amt eines Demonstrators für Histologie und Physiologie an Guy's Hospital. Im selben Jahre erhielt er die „Research Scholarship" der Grocers' Company in London, welche ihm 1887 auf weitere 3 Jahre übertragen wurde. 1885 wurde er Mitglied des Royal College of Physicians. Im Jahre 1887 trat er als Assistant Physician und Joint Lecturer on Physiology in den Stab von Guy's Hospital ein. Im selben Jahre wurde er auch vom Local Government Board (einer Art Gesundheitsamt) zum Mitarbeiter gewählt.

Wooldridge war eine zarte, aber ungemein elastische Natur. Obwohl in Leibesübungen gewandt und denselben gern ergeben, hat er, im Gegensatz zur Mehrzahl seiner Landsleute, für keine Art von Sport besonderes Interesse verrathen. Dagegen besass er für den ärztlichen Beruf, für experimentelle und literarische

Thätigkeit eine ungewöhnliche Leidenschaft und Geschicklichkeit. Die Leichtigkeit, mit der er Kenntnisse erwarb, sich mit raschem Blick und zutreffendem Urtheil in schwierigen Fragen zurechtfand, war für ihn ein Reiz zu unermüdlicher Arbeit und verleitete ihn oft, seine Kräfte auf die härtesten Proben zu stellen. Wenn er tagsüber im Hospital oder im Laboratorium thätig gewesen war, kaum für die Mahlzeiten sich Musse gönnend, blieb er häufig den grössten Theil der Nacht auf, um zu lesen. So konnte er in kurzer Zeit eine erstaunliche Summe von Arbeit bewältigen, deren Früchte ihm durch ein treues und williges Gedächtniss nicht verloren gingen. Es ist begreiflich, dass unter solcher Lebensweise sein körperliches Befinden leiden musste. Ohne gerade kränklich zu sein, hatte er Zeiten der Erschlaffung, welche sich auch in seinem Aussehen verriethen. Erfüllt von Arbeitsplänen und im Streben nach einer gesicherten Lebensstellung, kannte er aber keine Ruhe, und nur auf dringendes Zureden seiner Freunde war er zuweilen zu bestimmen, sich eine kurze Erholung zu gönnen. In einem solchen Zustande hochgradiger Ueberarbeitung befand er sich im Frühjahr 1889, als er, wie es scheint nach Genuss verdorbener Speise, von einer Darmentzündung befallen wurde, der er innerhalb einer Woche erlag.

Wooldridge wurde bei Gelegenheit seiner Untersuchung der chemischen Bestandtheile der Blutkörperchen[1] auf Gerinnungserscheinungen aufmerksam, welche nach den herrschenden Anschauungen nur schwierig erklärt werden konnten. Von dieser Zeit an hat er die Frage nicht mehr aus den Augen verloren und in wenigen Jahren unter theilweise schwierigen äusseren Bedingungen ein Versuchsmaterial aufgebracht, welches auf eine Umgestaltung der Vorstellungen über den Process der Gerinnung und eine Menge damit in Zusammenhang stehender Vorgänge hindrängte. Er besass im hohen Grade die Fähigkeit, in alten und neuen Beobachtungen, in fremden und eigenen, oft scheinbar in Widerspruch stehenden Versuchsresultaten den gemeinsamen Kern herauszufinden und sie, unbeirrt durch herrschende Meinungen, derart zu verbinden, dass daraus neue Fragestellungen entstanden.

In glänzender Weise zeigte sich dies, als es ihm gelungen war, aus den verschiedensten Organen des Körpers Eiweissverbindungen

[1] Vgl. das Verzeichniss seiner Schriften auf S. IX und X.

zu extrahiren, welche, in's kreisende Blut gebracht, dasselbe sofort gerinnen machten. Er benutzte diese Substanzen — welche er unter dem Namen der Gewebsfibrinogene beschrieb — als sicheres Mittel, Thrombosis in der Leber zu erzeugen, ein Ziel, das schon wiederholt von Pathologen vergeblich angestrebt worden war. Bleibt das Thier am Leben, so entwickeln sich cirrhotische Veränderungen in der Leber, eine Erfahrung, welche geeignet ist, die Aetiologie dieser häufigen und doch dunklen Krankheit wesentlich zu fördern.

Dieselben Substanzen waren für ihn der Ausgangspunkt zu einer praktisch höchst wichtigen Entdeckung. Er fand, dass die Fibrinogenlösungen, wenn sie als Culturflüssigkeit für Anthrax gedient hatten, das Thier immun gegen die Infection machten. Noch merkwürdiger aber war die Beobachtung, dass auch ohne Vermittlung der Pilze durch leichte chemische Aenderung der Fibrinogene Immunität zu erzielen war.

Diese Erfolge sind um so bedeutungsvoller, als die Stoffe, mit denen sie herbeigeführt werden, dem Körper nicht fremd sind, sondern wahrscheinlich einen regelmässigen Bestandtheil der Lymphe ausmachen. Für gewöhnlich treten sie freilich in so geringen Mengen in's Blut, dass sie ihre gefährlichen Eigenschaften nicht entfalten können. Bei Circulationsstörungen kann aber ihre Menge relativ zum Blutstrom bemerklich werden und sie können dann, wie Wooldridge gezeigt hat, dem Blute eine Beschaffenheit verleihen, vermöge deren es leicht durch die Gefässe tritt und Oedeme oder Hämorrhagien hervorruft.

Auf diese hervorstechendsten Resultate seiner Arbeiten sei hier nur kurz aufmerksam gemacht, um zu zeigen, wie geschickt er verstand, neue Wege aufzufinden. Man wird sein Verdienst, in diesen Fragen Fortschritte angebahnt zu haben, um so höher schätzen, als es sich durchweg um Reactionen zwischen Substanzen handelt von solcher Complicirtheit und Unbeständigkeit, dass kein Chemiker von Fach Lust haben wird, sich mit ihnen zu befassen. Aus diesem Gebiete, welches der Chemiker meidet und dem Morphologen überlässt, die Mystik der Zellenkräfte zu verbannen und mit chemischen Voraussetzungen und im Wesentlichen chemischen Methoden ein beherrschbares Versuchsfeld zu machen, ist eine That, deren Kühnheit hervorgehoben werden muss. Ohne den ungeheuren Fortschritt zu verkennen, den die Biologie durch die

Zellenlehre erfahren hat, ist es doch unzweifelhaft richtig zu sagen, dass jeder Vorgang, von dem nachzuweisen ist, dass er ohne Beihilfe von zelligen Elementen in den Lösungen und Säften des Körpers stattfinden kann, an Verständlichkeit und Fassbarkeit gewinnt.

WOOLDRIDGE's originelle Auffassungsweise, die Leichtigkeit, mit der er über seine Kenntnisse verfügte und sie durch neue Combinationen fruchtbar zu machen suchte, brachten ihm den Ruf eines ausgezeichneten Lehrers ein. Der persönliche Verkehr mit ihm wurde durch eben diese Eigenschaften äusserst anregend. Allen aber, die in nähere Beziehungen mit ihm gekommen sind, ist er durch sein einfaches und fröhliches Wesen, durch seine Offenheit und Selbstlosigkeit theuer geworden. So möge denn das Schriftchen ihm nicht nur neue Freunde gewinnen, sondern auch den alten eine liebe Erinnerung sein.

Verzeichniss der Schriften Wooldridge's.

1881. Zur Chemie der Blutkörperchen. Aus dem physiolog. Inst. zu Leipzig. Du Bois' Archiv 1881. S. 387—411.

The relation of white Bloodcorpuscles to the Coagulation of the Blood (Abstract). Proc. Roy. Soc., vol. XXXII, p. 413—418.

1883. Zur Gerinnung des Blutes. Aus d. physiolog. Inst. zu Leipzig. Du Bois' Archiv 1883. S. 389—393.

Preliminary note on the Innervation of the Mammalian Heart. Proc. Roy. Soc., vol. XXXV, p. 226—229.

Ueber die Function der Kammernerven des Säugethierherzens. Aus d. physiolog. Inst. zu Leipzig. Du Bois' Archiv 1883. S. 522—541.

Further observations on the Coagulation of the Blood. Journ. of Physiology, vol. IV, p. 226—230.

On the Coagulation of the Blood. Ibid. 367—369.

1884. On the Origin of Fibrin Ferment. Proc. Roy. Soc., vol. XXXVI, p. 417—420.

On the Coagulation of the Blood. Proc. Physiological Soc. 1884. Vide Journal of Physiology, vol. V, p. XI.

Ueber einen neuen Stoff des Blutplasmas. Aus d. physiolog. Inst. zu Leipzig. Du Bois' Archiv 1884. S. 313—315.

On a new Constituent of the Blood and its physiological Import. Proc. Roy. Soc., vol. XXXVIII, p. 69—72.

1885. On the Fibrin-yielding Constituents of the Bloodplasma. Ibid. p. 260—264.

1886. On intravascular Clotting. Ibid. vol. XL, p. 134—135.

Ueber intravasculäre Gerinnungen. Du Bois' Archiv 1886. S. 397—399.

On the Coagulation of the Blood. Croonian Lecture (Abstract). Proc. Roy. Soc., vol. XL, p. 320—321.

Bloodplasma as Protoplasma. Arris and Gale Lectures.

The red Bloodcorpuscles and Coagulation. Practitioner 1886.

1887. Uebersicht einer Theorie der Blutgerinnung. Festschrift für C. Ludwig. Leipzig 1887. S. 221—234.

Note on a New Constituent of Bloodserum. Proc. Roy. Soc., vol. XLII, p. 230—232.

Note on Protection in Anthrax. Ibid. p. 312—314.
On haemorrhagic Infarction of the Liver. Transact. Path. Soc. London 1887.
Preliminary Report on the Mode of Action of pathogenic Organisms. Report of the medical Officer to the Local Government Board.
Further Report on the Action etc. Ibid. p. 421—424.

1888. Zur Frage der Blutgerinnung. Zeitschr. f. Biologie, Bd. 24. S. 562—563.
Note on the Changes effected by Digestion on Fibrinogen and Fibrin. Proc. Roy. Soc., vol. XLIII, p. 367—368.
Beiträge zur Lehre von der Gerinnung. Du Bois' Archiv 1888. S. 174—183.
Versuche über Schutzimpfung auf chemischem Wege. Ebenda. S. 527 bis 536.
Note on the Coagulation of the Blood. Proc. Roy. Soc., vol. XLIV, p. 282—284.
Report to the Scientific Committee of the Grocers' Company.

1889. On Autoinfection in cardiac disease. Proc. Roy. Soc., vol. XLV, p. 309—312.
The Coagulation Question. Journ. of Physiology, vol. X, p. 329—340.

Inhalt.

I. Die weissen Blutkörperchen und die Gerinnung.

Nach der gegenwärtig herrschenden Meinung wird die Gerinnung des Blutes durch den Zerfall der weissen Blutkörperchen eingeleitet. Ein ernsthafter Widerspruch gegen diese Lehre wird nur insofern erhoben, als von manchen Forschern die gedachte Rolle nicht den weissen Körperchen, sondern einem besonderen Formelement zugeschrieben wird, den sogenannten Hämatoblasten oder Blutplättchen. Die Urtheile der verschiedenen Beobachter über die Blutplättchen gehen weit auseinander. Einige übertragen alle Eigenschaften, welche nach ALEXANDER SCHMIDT den weissen Körperchen eigenthümlich sein sollen auf die Blutplättchen (BIZZOZERO[1]). Andere sind wohl der Meinung, dass die Blutplättchen von Wichtigkeit sind bei gewissen Formen der Gerinnung innerhalb des Körpers, leugnen aber, dass sie irgend einen Einfluss haben auf die Gerinnung ausserhalb des Körpers (EBERTH und SCHIMMELBUSCH[2]). Endlich wird behauptet, dass die Blutplättchen überhaupt keine Formelemente seien, sondern Niederschläge von Globulin (welche durch Fibrinferment leicht in Fibrin umgewandelt werden sollen), und dass sie bei der Gerinnung von gelassenem Blut ohne Bedeutung sind (LÖWIT[3]). Durch die Einführung der Blutplättchen in die Gerinnungslehre ist nur die Verantwortung von einem Formelement auf ein anderes übertragen worden. Dagegen ist man der Erörterung der biologisch wichtigen Frage nicht näher getreten, ob das Plasma für sich allein gerinnen kann, oder ob es der Mitwirkung von Zellen bedarf. Die gegenwärtigen Gerinnungstheorien.

[1] Archives italiennes de Biologie T. I und Centralbl. f. d. med. Wiss. 1882.

[2] Fortschritte der Medicin III. 1885. Virchow's Arch. 108, 1887.

[3] Wiener Sitzungsber. Bd. 89, III und Bd. 90, III (1884). Arch. f. exp. Path. 24, 1888.

In früheren Mittheilungen habe ich meine Ansichten über die Gerinnung auf Grund sehr umfassender Untersuchungen auseinandergesetzt. In dem gegenwärtigen Berichte werde ich meine Vorstellungen nochmals ausführlich entwickeln und neue Thatsachen zu ihrer Begründung und Ergänzung mittheilen.

Die Sätze, welche ich früher aufgestellt habe, können etwa folgendermassen zusammengefasst werden: Die weissen Blutkörperchen sind nicht nothwendig zur Gerinnung; wenn ihnen überhaupt eine Rolle zukommt, so ist dieselbe eine nebensächliche. Die Eigenschaft der Unbeständigkeit, das Vermögen mit dem Wechsel der äusseren Bedingungen sich sehr rasch zu verändern — von welchem die Gerinnbarkeit des Blutes abhängt — hat seinen Sitz nicht in den Körperchen, sondern in dem Plasma.

Blutplättchen.

In Betreff der Blutplättchen kann ich mich nicht so bestimmt ausdrücken.[1] Für's Erste hat bis jetzt noch Niemand den Beweis geführt, dass dieselben als anatomische Strukturen aufgefasst werden müssen. Es ist ohne Zweifel richtig, dass scheibenförmige Körperchen, welche weder rothe noch weisse Blutkörperchen sind, gesehen werden können in gelassenem Blut und, unter gewissen Bedingungen, auch innerhalb der Gefässe. Diese Scheibchen sind von manchen Beobachtern als Formelemente im anatomischen Sinne betrachtet worden. Hiergegen ist zu sagen, dass sich in vollkommen klarem Plasma ein Niederschlag in Gestalt von kleinen runden durchsichtigen Scheibchen erzeugen lässt, welche sicherlich nicht histologische Strukturen sind, sondern nur eine eigenthümliche Ausfällung, ähnlich einer Krystallisation, darstellen. Die Beobachter, welche den anatomischen Charakter der Blutplättchen behaupten, haben nicht immer die Existenz dieses merkwürdigen Niederschlags in Rechnung gezogen, dessen mikroskopische Erscheinung die grösste Aehnlichkeit mit den Blutplättchen besitzt. So lange keine scharfe Unterscheidung zwischen diesen beiden Gebilden möglich ist, muss die Existenz der Blutplättchen im anatomischen Sinne in Zweifel gezogen werden. Löwit ist geneigt ihre Existenz vollständig zu leugnen, und soweit als meine Beobachtungen reichen, bin ich derselben Meinung. Aber weder die Erfahrungen Löwit's noch meine eigenen gestatten, ein ganz sicheres Urtheil abzugeben.

[1] Man vergleiche auch die Bemerkungen am Schlusse dieser Schrift S. 51 u. 52.

Ich bin der Meinung, dass die Gebilde, welche als Blutplättchen beschrieben wurden, nicht alle von einerlei Art sind. Zum grössten Theil dürften sie sich von einem Bestandtheil des Blutplasmas ableiten, welchem ich den Namen A-Fibrinogen gegeben habe und dem ich eine grosse Wichtigkeit für die Gerinnung zuschreibe, geschehe sie innerhalb oder ausserhalb der Gefässe. Ich betrachte ihn als den Körper, welcher die Gerinnung in beiden Fällen einleitet, und ich trete in dieser Beziehung in Widerspruch mit Löwit, welcher zwar mit mir der Meinung ist, dass die Blutplättchen den Niederschlag eines Proteïd's darstellen, aber leugnet, dass sie mit der Gerinnung irgend etwas zu thun haben. Er betrachtet sie nur als eine Substanz, welche durch Fibrinferment und andere Mittel leicht in Fibrin umgewandelt wird oder doch in einen Körper, der dem Fibrin sehr ähnlich ist. Löwit hat die Frage hauptsächlich von der mikroskopischen Seite her untersucht; er acceptirt die Ansicht, dass die Gerinnung ein Process ist, welcher abhängt von der Wirkung eines Fermentes auf einen Eiweisskörper, und dass für die Entscheidung der Frage nach dem Ursprung der Gerinnung nur nöthig ist festzustellen, woher das Ferment kommt. Nach seiner Meinung entsteht es nicht aus dem Eiweissniederschlag, den er als identisch mit Blutplättchen betrachtet. Die Ansicht von Löwit — welche wohl nur als eine Vermuthung, nicht als das Ergebniss von Versuchen aufzufassen ist — scheint mir im Widerspruch mit dem wirklichen Sachverhalt zu sein. Ich glaube, dass das Fibrinferment gerade aus dieser Substanz entsteht und weiter, dass die Entscheidung darüber, woher das Fibrinferment kommt, durchaus nicht das Problem der Gerinnung löst, weil ich das Fibrinferment für einen sehr unwichtigen Faktor in dem Processe ansehe.

Eines der Hauptergebnisse meiner Untersuchungen ist der Nachweis, dass das Plasma für sich allein schon alles enthält, was zur Gerinnung nöthig ist, und dass seine Bestandtheile Eigenschaften besitzen, aus welchen sich die Erscheinung der spontanen Gerinnbarkeit ohne Dazwischenkunft irgend welcher Formelemente erklären lässt.

Versuche von Alexander Schmidt mit Eisplasma.

Abgesehen von den mikroskopischen Untersuchungen über die Gerinnung, welche, wie die eben berührte Controverse über die Blutplättchen zeigt, äusserst widersprechende Ergebnisse geliefert haben, galten bis vor wenig Jahren die Beobachtungen von

ALEXANDER SCHMIDT und seinen Schülern als die Hauptbeweise für den Satz, dass die weissen Blutkörperchen die vermittelnde Rolle bei der Gerinnung spielten. Diese Beobachtungen beziehen sich zu einem Theil auf das Verhalten des gelassenen Blutes, zu einem anderen Theil auf die Veränderungen, welche das Blut in den Gefässen erleidet, wenn gewisse Substanzen in den Kreislauf gebracht werden.

Die Versuche an gelassenem Blute bestehen hauptsächlich in folgenden: Blut aus der Vene eines Pferdes wird in hohen, cylindrischen, in Eis gekühlten Gefässen aufgefangen. Die Gerinnung wird dadurch bedeutend verzögert, und die Körperchen sind im Stande sich zu senken, wobei die rothen Körperchen rascher sinken als die weissen; die letzteren schichten sich zu oberst auf die Säule der rothen Blutkörperchen, bleiben aber zum Theil aufgeschwemmt in den tieferen Schichten des Plasmas. Schliesslich tritt trotz der Kälte Gerinnung ein, und man kann beobachten, dass sie in denjenigen Schichten des Plasmas zuerst und am vollständigsten stattfindet, in welchen die meisten weissen Blutkörperchen sich befinden. Entfernt man durch Filtration bei niedriger Temperatur aus dem Plasma die weissen Körperchen, bevor die Gerinnung eingetreten ist, so erhält man ein Plasma, welches selbst bei gewöhnlicher Temperatur nur sehr träge und unvollständig gerinnt.

Die Versuche sind ausführlich beschrieben in PFLÜGER's Archiv 1872 und sind scheinbar sehr überzeugend. Ihre Beweiskraft beruht aber durchaus auf der Bedeutung, welche man einer eigenthümlichen, körnigen Masse zuschreibt, welche bei dem Absetzen der weissen Blutkörperchen dieselben stets begleitet und bei der Filtration nothwendiger Weise mit denselben entfernt werden muss. A. SCHMIDT nimmt an, dass diese sehr reichlich vorhandenen, körnigen Massen Stücke von weissen Blutkörperchen sind, ohne einen Beweis dafür zu erbringen. Die Methoden, welche ihm damals zur Verfügung standen, erlaubten nicht die Frage nach der Herkunft dieser Körner in befriedigender Weise zu lösen. Sicher ist nur, dass die Entfernung der weissen Körperchen und der Körner aus dem Plasma die Gerinnung des Plasma nach zwei Richtungen hin beeinflusst: 1) wird die Neigung zu gerinnen beträchtlich vermindert, und 2) wird weniger Fibrin gebildet.

Die Veränderung kann offenbar ebensogut der Entfernung der körnigen Massen, wie der Leucocyten zugeschrieben werden. Nimmt man mit A. Schmidt an, dass die körnigen Massen zertrümmerte weisse Blutkörperchen sind, so wird das Problem allerdings vereinfacht. Wenn aber durch ein anderes Verfahren gezeigt werden kann, dass die von Schmidt geübte Methode der Abkühlung auf 0° für das Plasma kein indifferenter Eingriff ist, sondern dass dabei ein Proteïd ausfällt, welches von der äussersten Wichtigkeit für die Gerinnung ist, so kann der angeführte Versuch nicht mehr als entscheidender Beweis für die Betheiligung der weissen Blutkörperchen gelten.

Versuche mit Peptonplasma.

Die Wirkung der Abkühlung studirt man am besten an Peptonplasma, zu dessen Darstellung man folgendermassen verfährt. Man injicirt eine Lösung von Pepton in die Jugularvene eines Hundes und verblutet darauf das Thier. Das Blut bleibt bekanntlich bis zur beginnenden fauligen Zersetzung ungeronnen, so dass sein Plasma auf der Centrifuge als eine ganz klare, von körperlichen Elementen vollkommen freie Flüssigkeit gewonnen werden kann. Es ist zweckmässig, den Namen „Peptonplasma“ für dieses Plasma beizubehalten; Schmidt-Mülheim[1] und Fano[2], welche zuerst die Wirkung des Peptons auf das Blut untersuchten, injicirten eine Substanz, welche nach der damals gebräuchlichen Nomenclatur nicht anders als Pepton genannt werden konnte. Es wurden nämlich bei der Darstellung alle bekannten Albumosen durch Blutlaugensalz entfernt. Später verwendete man ein Pepton, welches eigens zu diesem Zwecke von Dr. Grübler in Leipzig im wesentlichen nach der Methode von Henninger[3] dargestellt war. Die Ergebnisse waren in beiden Fällen dieselben. Alle Erscheinungen, welche ich an dem Peptonplasma beschrieben habe, beziehen sich auf ein Plasma, welches durch Injection des letzteren Präparates gewonnen worden ist.

Peptonplasma besitzt nicht vollkommen constante Eigenschaften. Es verhält sich etwas verschieden, je nach dem Zustand des Thieres, insbesondere seinem Ernährungszustand, der Zeit, welche seit der letzten Nahrungsaufnahme verflossen ist, nach der Art der aufgenommenen Nahrung. Aehnliche Verschiedenheiten zeigen sich in allen Arten von Plasma, mögen sie auf was immer

[1] Du Bois Arch. 1880. [2] Ebenda 1881. [3] Compt. rend. t. 86. 1878.

mentlich sind die Veränderungen, welche das Plasma bei den verschiedenen Verfahrungsarten erleidet, noch völlig unbekannt. Unterzieht man die Methoden, welche die Untersucher benutzt haben, einer eingehenden Prüfung, so zeigt sich, dass alle die mannigfaltigen Mittel, welche zur Verhinderung der Gerinnung verwendet wurden, von Fall zu Fall verschiedene Plasmata liefern und dass jedes derselben sich von dem des kreisenden Blutes unterscheidet. Die zweite Methode macht von den Transsudationsflüssigkeiten Gebrauch unter der Annahme, dass dieselben identisch seien mit dem normalen Plasma. Es kann aber auf das schlagendste nachgewiesen werden, dass diese Transsudate sich durchaus verschieden verhalten, so dass Beobachtungen, welche sich auf diese Flüssigkeiten beziehen, auf die Vorgänge bei der natürlichen Gerinnung des Blutes nicht übertragen werden können.

Die an Peptonplasma gemachten Erfahrungen führen zu dem Schlusse, dass die zur Verhinderung der Gerinnung von A. Schmidt gebrauchte Methode der Abkühlung das Plasma verändert durch Abscheidung einer Substanz, welche für das Entstehen der Gerinnung von grosser Wichtigkeit ist. Leider verhindern technische Schwierigkeiten, welche augenblicklich noch nicht überwunden sind, den Beweis zu führen, dass die körnigen Massen, welche Schmidt beschrieben hat, dasselbe seien wie der durch Kälte im Peptonplasma erzeugte Niederschlag. Durch die folgenden Beobachtungen an gesalztem Plasma wird es aber wahrscheinlich, dass es immer derselbe Körper ist, von dessen Anwesenheit die „spontane“ Gerinnbarkeit abhängt.

Verschiedene Arten von Salzplasma.

Für unseren gegenwärtigen Zweck brauchen wir nur zwei wohlbekannte Arten von Salzplasma zu betrachten. Die erste Art sei schwaches Salzplasma genannt. Man erhält es, indem man das Blut aus der Arterie des Hundes unmittelbar in ein gleiches Volum einer Kochsalzlösung von 8 oder 10% einströmen lässt und die Mischung ausschleudert. Wird das Plasma mit dem 4 oder 5fachen seines Volumes Wasser verdünnt, so gerinnt es „spontan“, aber mit wechselnder Geschwindigkeit. Bald braucht es nur 2 Minuten, bald $1/2$ Stunde. Die Zeit scheint, wie später noch besprochen werden soll, von dem Ernährungszustande des Thieres abzuhängen. Immer aber ist es durch Verdünnung gerinnbar und diese Eigenschaft geht durch lange Abkühlung nicht verloren. Die zweite Art von Salzplasma erhält man, indem man das

Blut aus der Arterie unmittelbar in eine Lösung von Bittersalz einströmen lässt, und zwar sollen auf einen Theil der gesättigten Lösung von schwefelsaurer Magnesia 3 bis 4 Theile Blut kommen. Handelt es sich um Hundeblut, so ist es vortheilhafter, eine halbgesättigte Lösung des Salzes zu nehmen und eine gleiche Menge Blut zuzusetzen, oder zu 2 Volumina der halbgesättigten Lösung 3 Volumina Blut. Mit Bezug auf das Hundeblut ist es nämlich von grosser Bedeutung, dass zwischen dem Austritt des Blutes aus der Arterie und seiner gleichmässigen Durchmischung mit der Salzlösung möglichst wenig Zeit verstreicht. Das ist ein Grund für den Gebrauch der schwächeren, d. i. voluminöseren Lösung; denn die Mischung tritt hier rascher ein. Der andere Grund ist, dass durch die halbgesättigte Lösung die rothen Blutkörperchen nicht so leicht zerstört werden; es ist nämlich wichtig, ein Plasma zu bekommen, welches weder Formelemente noch Zerfallsproducte der rothen Körperchen enthält. Dieses starke Salzplasma, wie ich es nennen will, gerinnt nicht auf Verdünnung — eine sehr wichtige Ausnahme von dieser im Allgemeinen gültigen Regel werden wir sogleich (S. 10) kennen lernen.

Diese beiden Arten von Salzplasma, von welchen die eine auf Verdünnung oder wie man auch sagt „spontan" gerinnt, die andere nicht, sind seit langer Zeit bekannt gewesen, und man hat ihr verschiedenes Verhalten gegen Wasserzusatz durch willkürliche Annahmen zu erklären gesucht. Ausgehend von der Vorstellung, dass das Plasma einen Zusatz von Fibrinferment aus den Körperchen erhalten müsse, um zu gerinnen, nahm man an, dass im schwachen Salzplasma der Austritt des Fermentes nicht verhindert würde, wohl aber im starken. Dass das schwache Salzplasma erst nach Verdünnung gerinnt, erklärte man dadurch, dass das freie Ferment durch das Salz in seiner Wirkung gehemmt würde. Nun ist es aber eine Thatsache, dass Fibrinferment in dem schwachen Salzplasma so wenig enthalten ist wie in dem starken;[1] die Gerinnung des schwachen Salzplasmas auf Wasserzusatz bleibt also nach den bisherigen Annahmen völlig unverständlich. Ob und in wie weit die verschiedenen Salzlösungen die weissen Blutkörperchen angreifen, ist lediglich Gegenstand der Speculation, da jedes Mittel fehlt, darüber

[1] On the Origin of Fibrinferment. Proc. Roy. Soc. 1884.

bestimmte Angaben zu machen. Dagegen können Beobachtungen angeführt werden, welche es sehr wahrscheinlich machen, dass das Plasma durch die verschiedenen Salzlösungen wesentlich verändert wird:

$MgSO_4$ vernichtet die spontane Gerinnbarkeit.

1) Man stellt sich ein von körperlichen Elementen freies Peptonplasma dar, und zwar ist es wichtig, für diese Versuche ein Plasma zu haben, welches auf Wasserzusatz leicht gerinnt. Zu diesem Plasma setzt man eine gesättigte Lösung von schwefelsaurer Magnesia in einer Menge, welche gerade nicht hinreicht, einen sofortigen Niederschlag zu erzeugen. Ein Theil dieser Mischung wird nun mit dem neun- oder zehnfachen seiner Menge Wasser verdünnt, worauf es in 15—20 Minuten gerinnt. Der Rest zeigt nach wenigen Stunden einen deutlichen Niederschlag den man entfernt. Wird nunmehr das Plasma verdünnt, so gerinnt es auch nach 24 Stunden nicht, wohl aber sofort auf Zusatz von Fibrinferment.

2) Peptonplasma wird mit einer gleichen Menge einer 10procentigen Kochsalzlösung gemischt. Die Mischung gerinnt auf Wasserzusatz innerhalb 5 Minuten, sowohl frisch, als auch nach dreitägigem Stehen in dem Eisschrank; die Bildung eines Niederschlages kann hier trotz der Kälte nicht beobachtet werden. Die eben beschriebenen Erfolge können jeder Zeit mit Sicherheit erhalten werden, wenn bei der Peptonisation des Thieres gewisse Vorsichten befolgt werden, welche ich später beschreiben will.

3) Als Ergebniss, welches nur ausnahmsweise eintritt, ist das Folgende zu betrachten. Hundeblut wird in starker Bittersalzlösung aufgefangen, centrifugirt und das vollkommen klare Plasma sofort mit Wasser verdünnt. Es gerinnt in 10—15 Minuten. Ein anderer Theil des Plasmas wird über Nacht zurückgestellt, wobei sich ein Niederschlag bildet, der wie ein Coagulum aussieht; Zusatz von Wasser führt jetzt nicht mehr zur Gerinnung. Ich habe dieses Verhalten in mindestens 12 Versuchen beobachtet; man kann aber nicht mit Sicherheit auf dasselbe rechnen. Der Erfolg beruht auf dem richtigen Verhältniss zwischen Salz und Blut. Eine schwache, d. i. 10procentige Lösung von $MgSO_4$ und eine gleiche Menge Blut geben in der Regel ein Plasma, welches nicht spontan gerinnt. 1 Volum gesättigter Bittersalzlösung und 3 Vol. Blut geben stets ein Plasma, welches nach Verdünnung nicht spontan gerinnt; dagegen tritt der gewünschte Erfolg häufig, wenn

auch nicht unfehlbar, ein, wenn man das Verhältniss von gesättigter Lösung zu Blut wie 1 : 4 oder 1 : 5 nimmt. Man beobachtet dann oft die Entstehung des fibrinartigen Niederschlages, zumeist freilich in so geringer Menge, dass man es nach Erörterungen, die ich mir auf eine andere Abtheilung des Berichtes ersparen muss, leicht verstehen wird, warum auf Verdünnung keine spontane Gerinnung eintritt.

Die älteren Gerinnungsversuche an gelassenem Blute geben keine befriedigende Auskunft über die Betheiligung der weissen Blutkörperchen an dem Processe. Auf der anderen Seite ist es durch die soeben aufgeführten Erfahrungen sicher gestellt, dass das Plasma — d. i. gewisse Formen von extravasculärem Plasma — spontan gerinnen kann, und dass diese Fähigkeit abhängt von der Anwesenheit einer gelösten Substanz, welche sowohl durch Kälte wie durch Zusatz von Bittersalzlösungen gewisser Concentration entfernt wird.

Lymphzellen coaguliren extravasculäres Plasma.

Im Jahre 1881 veröffentlichte ich in den Proc. Roy. Soc. Beobachtungen, welche allerdings für die Betheiligung der Leucocyten, zu sprechen schienen. Ich hatte gefunden, dass Leucocyten aus Lymphdrüsen isolirt und zu Peptonplasma hinzugegeben, sehr rasch Gerinnung herbeiführten. Diese Beobachtung wurde bald von Rauschenbach[1] bestätigt, indem er abgekühltes Plasma benützte; und er erblickt darin einen strengen Beweis, dass die weissen Körperchen die Gerinnung verursachen. Der Versuch ist aber nur beweiskräftig, wenn man die weissen Körperchen des Blutes und die Körperchen aus Lymphdrüsen als gleichwerthige Gebilde ansieht. Nun lässt sich allerdings kaum daran zweifeln, dass die weissen Körperchen des Blutes von den Lymphkörperchen herstammen. Es frägt sich aber, ob der Eintritt einer Lymphzelle in das kreisende Blutplasma ohne Einfluss auf das Körperchen ist. Wenn Leucocyten aus Lymphdrüsen zu extravasculärem Plasma hinzugegeben werden, so tritt, wie ich zeigen werde, sowohl eine Veränderung des Plasmas als auch der Lymphzellen ein. Wir haben daher a priori kein Recht vorauszusetzen, dass die Leucocyten unverändert bleiben, wenn sie das Plasma auf dem gewöhnlichen Wege durch den Lymphstrom erreichen.

Wir wollen zuerst die Wirkung der Leucocyten auf extra-

[1] Rauschenbach, Dissertation. Dorpat 1883.

vasculäres Plasma untersuchen und gebrauchen hierzu Peptonplasma. Wie ich schon oben erwähnt habe und später noch ausführlicher auseinandersetzen werde, hat Peptonplasma nicht constante Eigenschaften; sein Verhalten lässt sich bis zu einem gewissen Grade willkürlich bestimmen. Setzt man Leucocyten dem Peptonplasma zu, so entsteht in der Regel Gerinnung. Der Erfolg ist aber nicht unwandelbar, und es zeigt sich bei genauerer Betrachtung, dass der Vorgang bei verschiedenen Arten von Plasma sich wesentlich verschieden gestaltet. Als Beispiel diene folgender Versuch. Man nimmt zwei gleiche Mengen von Peptonplasma,

Nr. 1 ist „schwaches“ Peptonplasma,

Nr. 2 ist „starkes“ Peptonplasma,

d. h. Plasmata von Thieren, welchen eine geringe, bez. eine möglichst grosse Dose von Pepton injicirt worden ist.

Beide erhalten einen Zusatz von gereinigten, in physiologischer Kochsalzlösung aufgeschwemmten Leucocyten, im Verhältniss von $^1/_2$ Volum Leucocyten auf 1 Volum Plasma. Nachdem beide Proben geronnen sind, lässt man sie 20 Minuten stehen, drückt das Gerinnsel aus und sammelt das Serum, zu welchem neuerdings Leucocyten in gleicher Menge wie oben hinzugegeben werden. Serum Nr. 1 gerinnt nicht mehr; Serum Nr. 2 gerinnt durch und durch zu einem festen Kuchen. Man kann das Gerinnsel nochmals ausdrücken und das Serum wird auf Zusatz von Leucocyten ein drittes Mal gerinnen.

Das Experiment kann auch in folgender Weise angestellt werden: Man setzt zu beiden Arten von Plasma Leucocyten, aber in kleiner Menge. Plasma Nr. 1 gerinnt vollständig zu einem festen Kuchen; Plasma Nr. 2 gerinnt ebenfalls, aber das Gerinnsel ist kaum grösser als die Menge der zugefügten Zellen und man kann sich durch wiederholte kleine Zugaben von Leucocyten überzeugen, dass zwischen beiden Quantitäten Proportionalität besteht. Wie genau die Uebereinstimmung zwischen der Menge des Gerinnsels und der Menge der zugefügten Zellen ist, kann aus der folgenden, quantitativen Bestimmung entnommen werden. Eine grosse Menge gewaschener Leucocyten wird in $^1/_2$ procentige Kochsalzlösung eingetragen und gut durchgeschüttelt, um eine möglichst gleichmässige Vertheilung der Zellen herbeizuführen. Die Flüssigkeit wird hierauf in zwei gleiche Hälften getheilt. Die eine Hälfte wird zu 20 ccm starken Peptonplasma gesetzt, aus der anderen Hälfte bestimmt man das Gewicht der Zellen:

Das Gewicht des Gerinnsels war . 0,21 g.
Das Gewicht der zugefügten Zellen war 0,17 g.

Als weitere Prüfung wurde das Gewicht der Eiweisskörper in dem Plasma vor und nach der Gerinnung bestimmt, wobei natürlich auf die Verdünnung durch die Kochsalzlösung Rücksicht genommen wurde. Es fanden sich:

vor der Gerinnung 6,26 g Eiweiss,
nach der Gerinnung 6,30 g „

Obwohl Bestimmungen, wie die obige, auf sehr grosse Genauigkeit nicht Anspruch machen können, so gewinnt es doch, unter Berücksichtigung der oben wiederholt erwähnten, beschränkten Gerinnungen den Anschein, als ob in dem „starken“ Peptonplasma das Gerinnsel zum grössten Theil, wenn nicht ausschliesslich aus der Masse der zugesetzten Zellen gebildet würde. Es ist in der That schwierig, auf Grund der Beobachtungen an starkem Peptonplasma zu sagen, ob das Plasma selbst in die Gerinnung hineingezogen wird, d. h. ob es zum Material des Gerinnsels irgend einen Beitrag liefert. Man kann nur sagen, dass es nach dem Verhalten des schwachen Peptonplasmas höchst wahrscheinlich ist, dass es an dem Vorgang betheiligt ist. Bei letzterem ist es nicht möglich, die Gerinnung stückweise eintreten zu lassen, je nach der Menge der zugesetzten Zellen. Eine einzige kleine Zugabe von Leucocyten genügt das Plasma durch und durch gerinnen zu machen. Ein neuer Zusatz von Leucocyten bleibt dann wirkungslos, vorausgesetzt dass die vollständige Gerinnung abgewartet worden ist. Diese Eigenthümlichkeit des schwachen Peptonplasmas tritt bei folgender Versuchsanordnung deutlich zu Tage: Man setzt zu dem Plasma eine kleine Menge Leucocyten. Das erste Gerinnsel, das sich zeigt, wird aus der Flüssigkeit entfernt und schwach ausgedrückt. Die Leucocyten sind in dem Gerinnsel enthalten. Nichtsdestoweniger gerinnt die Flüssigkeit durch und durch, so dass offenbar zwischen der zugesetzten Zellenmenge und dem gebildeten Gerinnsel ein bestimmtes Verhältniss nicht existirt.

Die Veränderung[1] des Plasmas durch die Zellen erhellt ferner

Neben den coagulirenden Wirkungen bestehen hemmende.

[1] Im Original kommt der Abschnitt: „Die Veränderungen — feststellen lässt“ erst eine halbe Seite später, während an dieser Stelle der betr. Versuch

aus folgendem Versuch: Werden zu starkem Peptonplasma Leucocyten solange zugesetzt, bis sich keine Gerinnsel mehr bilden, so ist das Plasma auch ungerinnbar geworden durch Kohlensäure, durch Wasserzusatz und die anderen Mittel, welche unter normalen Verhältnissen „spontane“ Gerinnung hervorrufen. Es hat dann den Anschein, als ob das ganze Fibrinogen des Plasmas erschöpft wäre. Dies ist aber nicht der Fall. In dem schwachen Plasma bleiben allerdings nur minimale Quantitäten übrig. In dem starken Plasma aber ist der Gehalt an Fibrinogen unverändert, soweit sich dies durch die gegenwärtigen Hilfsmittel feststellen lässt.[1]

Es ist vielleicht nicht unnöthig zu betonen, dass in allen Fällen, in welchen Leucocyten mit Plasma in Berührung kommen, ein Zerfall oder eine Zerbröckelung nicht beobachtet werden kann. Untersucht man das Gerinnsel unter dem Mikroskope, so findet man das Protoplasma der Zellen ganz oder doch zum grössten Theil in die faserig-körnige Substanz des Gerinnsels umgewandelt und in dieselbe die scheinbar unveränderten Kerne eingebettet.

Obgleich die Zugabe von Leucocyten zu Peptonplasma für gewöhnlich zur Gerinnung führt, so giebt es doch auch Ausnahmen. In sehr stark peptonisirtem Plasma bringen die Leucocyten keine Gerinnung hervor. Sie scheinen nach ihrem mikroskopischen Aussehen unverändert zu sein. In ihren physiologischen Eigenschaften haben sie aber eine wesentliche Aenderung erfahren; denn wenn man sie mittelst der Centrifuge wieder sammelt und zu einer Portion eines anderen Plasmas hinzufügt, welches mit frischen Leucocyten leicht gerinnt, so findet man, dass sie ihre Wirksamkeit eingebüsst haben. Durch den Aufenthalt im starken Peptonplasma haben sie die Fähigkeit verloren, im schwachen Peptonplasma Gerinnung zu erzeugen.

Die Einwirkungen, welche zwischen Leucocyten aus Lymphdrüsen und extravasculärem Peptonplasma stattfinden, können auf Grund der beschriebenen Beobachtungen folgendermassen zusammengefasst werden:

---

nur kurz erwähnt wird. Es erscheint mir zweckmässig, die doppelte Beschreibung zu vermeiden. (Anm. des Uebers.)

[1] Dieser Fall soll in einer späteren Abtheilung des Berichtes noch ausführlicher behandelt werden.

Wenn Plasma und Zellen zusammenkommen, so werden beide verändert. Der Erfolg kann ein dreifacher sein. Erstens es kommt zu einer Gerinnung, in welche beide Bestandtheile mit ihrer Masse eingehen. Zweitens es kann zu einer Gerinnung kommen, welche im Wesentlichen nur den einen Bestandtheil (die Zellen) ergreift, während die Masse des anderen Bestandtheiles (das Fibrinogen des Plasmas) nicht wesentlich vermindert, aber doch so verändert wird, dass seine Fähigkeit spontan zu gerinnen aufgehoben oder doch geschwächt ist. Drittens es kann die Gerinnung unterbleiben, aber der eine Bestandtheil (die Zellen) verliert das Vermögen, unter anderen Umständen Gerinnung einzuleiten.

Mit anderen Worten, die Veränderungen gehen nach zwei entgegengesetzten Richtungen vor sich: Nach der einen Richtung wird Gerinnung eingeleitet — ich will dies die positive Phase des Vorganges nennen —, in der anderen Richtung wird die Gerinnbarkeit aufgehoben — negative Phase. Was speciell das extravasculäre Plasma anbelangt, welches wir als ein Product von wechselnden Eigenschaften kennen gelernt haben, so kann bald die positive, bald die negative Phase überwiegen. Die Kenntniss dieser Erscheinungen ist von Wichtigkeit, wenn es sich darum handelt, die Wirkung der Leucocyten auf das kreisende Blut und die Bedeutung der weissen Blutkörperchen zu untersuchen, womit wir uns nunmehr beschäftigen wollen.

Lymphzellen bringen im kreisenden Blut keine Gerinnung hervor.

Die ersten Versuche über diese Frage habe ich im Jahre 1881 in den „Proceedings of the Royal Society“ und weiter in einer Abhandlung in Du Bois Reymond's Archiv für 1881 beschrieben. Die Leucocyten wurden aus frischen Lymphdrüsen isolirt, mit $^1/_2$procentiger Kochsalzlösung gut ausgewaschen und in grosser Quantität in die Jugularvene eines Hundes injicirt. In keinem Falle wurde ein schädlicher Erfolg beobachtet, gleichgültig ob die Hunde im normalen Zustande oder mit Pepton vergiftet waren. Die injicirten Quantitäten waren relativ sehr gross, 25—80 ccm eines dicken Zellenbreies für Hunde von 5—7 k Gewicht. Bei einem Versuche wurden die Zellen in eine isolirte Vene injicirt. Niemals wurde die geringste Spur einer intravasculären Gerinnung gefunden, obwohl die Zellen, in kleiner Menge zu extravasculärem Blut hinzugefügt, sofort Gerinnung erzeugten.

Diese Versuche führten zu dem wichtigen Schluss, dass das aus der Ader gelassene Blut den ersten Anstoss zur Gerinnung nicht von todten Leucocyten erhält, wie A. SCHMIDT meinte, sondern in Folge einer Veränderung des Blutplasmas. Die Thatsache, dass extravasculäres Plasma mit todten, isolirten Leucocyten rasch gerinnt, während intravasculäres Plasma ungeronnen bleibt, lässt sich kaum anders verstehen.

Die Versuche wurden einige Jahre später von Dr. GROTH[1] in A. SCHMIDT's Laboratorium wiederholt und führten zu Resultaten, welche den meinigen entgegengesetzt waren. Dr. GROTH gebrauchte zur Injection nicht isolirte Leucocyten, sondern den ausgepressten Saft von Lymphdrüsen, durch welchen er zu verschiedenen Malen intravasculäre Gerinnung erzeugen konnte. Dr. GROTH giebt von dieser intravasculären Gerinnung eine Erklärung, auf welche ich ein anderes Mal eingehen werde. Zunächst nimmt er entsprechend den Vorstellungen der Dorpater Schule an, dass die Erfolge, welche er beobachtet, wenn er Leucocyten und Gewebsaft injicirt, den Leucocyten zugeschrieben werden müssen und nicht der Flüssigkeit.

Der Drüsensaft macht intravasculäre Gerinnungen.

Kurze Zeit nach der Mittheilung von Dr. GROTH war es mir gelungen, aus dem Hoden sowie aus der Thymus einen Körper zu isoliren, welcher, in's Blut gebracht, unfehlbar intravasculäre Gerinnung hervorrief, und ich fand ferner, dass dieser Körper in dem ausgepressten Saft der Lymphdrüsen vorhanden war. Ich wiederholte meine früheren Versuche mit isolirten Leucocyten und fand, dass sie keine intravasculäre Gerinnung erzeugten. In der Folge hat Dr. KRÜGER[2], Assistent bei Professor A. SCHMIDT in Dorpat, die Frage nochmals aufgenommen und zu beweisen gesucht, dass die intravasculäre Gerinnung den Zellen zuzuschreiben sei. Er stützt sich dabei auf folgende Versuche: Um den Saft der Lymphdrüsen zu gewinnen, zerkleinert er dieselben und presst sie aus. Dies giebt eine dicke, zähschleimige Masse, welche sich auf der Centrifuge kaum scheiden lässt. Er versucht indessen, durch Centrifugiren die Zellen soviel wie möglich abzutrennen. Die überstehende, zähe Flüssigkeit bringt er auf ein Filter aus mehreren Lagen dicken Filterpapiers. Das Filtrat wird in

---

[1] Inaug.-Diss. Dorpat 1884.

[2] Zeitschr. f. Biologie, Bd. 24. 1887.

den Kreislauf injicirt und zeigt sich vollkommen wirkungslos; der Rückstand aber, bestehend aus Zellen und Flüssigkeit, ruft intravasculäre Gerinnung hervor. Er folgert daraus, dass der Saft der Lymphdrüsen unwirksam sei. Dieser Schluss ist aber nicht gerechtfertigt. Der Saft der Lymphdrüsen enthält stets in grosser Menge eine Substanz, welche ich als Lymphfibrinogen bezeichnet habe und welche mit dem später zu beschreibenden Gewebsfibrinogen auf's engste verwandt ist. Dieses Fibrinogen des Lymphdrüsensaftes findet sich ebenso wie das Fibrinogen des Blutes nicht in einfacher Lösung, sondern in einem aufgequollenen, halbgelösten Zustand; es filtrirt mit grosser Schwierigkeit. Sind aber irgend welche feste Körper vorhanden, welche im Stande sind, die Filterporen zu verstopfen, so geht es überhaupt nicht durch das Filter. Wird der Saft von Lymphdrüsen mit Essigsäure versetzt, so tritt ein dichter Niederschlag auf und die mikroskopische Untersuchung zeigt, dass der Niederschlag aus der Zwischenflüssigkeit selbst hervorgeht und nicht etwa aus einer Umwandlung der geformten Elemente. Wird der Lymphdrüsensaft mit normaler Salzlösung verdünnt und hierauf so lange centrifugirt, bis alle Formelemente entfernt sind, so erhält man in der Flüssigkeit durch Essigsäure einen reichlichen Niederschlag. Lässt man aber den verdünnten Saft durch ein dickes Filter passiren, so giebt nur die erste, kleine Menge des Filtrates mit Essigsäure einen Niederschlag.

Dieser Essigsäureniederschlag ist es, welcher den wirksamen Stoff in der Drüsenflüssigkeit darstellt, derart, dass die Injection der Flüssigkeit oder des Essigsäureniederschlages nach seiner Wiederlösung in verdünnten Alkali unfehlbar den Tod des Versuchsthieres herbeiführt. Das beschriebene Verhalten des Fibrinogens der Lymphe ist durchaus charakteristisch für alle Stoffe dieser Gruppe, welche sich im Thierkörper finden. Das Fibrinogen des Blutes geht nicht durch eine Thonzelle hindurch, wenn das Plasma, in welchem es enthalten, ein wenig fettig ist. Hätte Dr. Krüger sein Filtrat untersucht, so würde er gefunden haben, dass es nur Spuren von Eiweiss und kein Fibrinogen enthält; ich glaube, niemand wird geneigt sein anzunehmen, dass Chylus und Lymphe im Wesentlichen frei sind von Eiweiss und Fibrinogen.

In Bezug auf die Wirkung der isolirten Zellen muss gesagt werden, dass in Dr. Krüger's Abhandlung kein einziger Versuch erwähnt wird, in welchem gewaschene Leucocyten injicirt worden wären, obwohl offenbar der Verfasser den Beweis zu erbringen sucht, dass die Zellen es sind, welche die intravasculäre Gerinnung herbeiführen. In einem Versuch wurde der Drüsensaft mit einer gewissen Menge Salzlösung vermischt und das auf der Centrifuge Abgeschiedene injicirt, worauf Thrombosis eintrat. Es wurde indessen kein Versuch angestellt, um sich zu vergewissern, ob die Zwischenflüssigkeit wirklich von den Zellen getrennt worden war (was in der That niemals durch eine einzige Ausschleuderung glückt), und aus den Angaben, welche gemacht werden, geht vielmehr hervor, dass in diesem speciellen Falle eine beträchtliche Menge vorhanden war. In dem nächsten Versuche wurden die Zellen mit minimalen Mengen von beziehungsweise Wasser und Kochsalzlösung gewaschen. Es fehlt aber jede Sicherheit dafür, dass die Zellen wirklich gereinigt waren, und die Anwendung des destillirten Wassers verändert den ganzen Versuch, denn es schlägt nicht nur das Fibrinogen nieder, sondern greift auch die Zellen an. Zwei Versuche werden beschrieben, in welchen durch die Injection eines Zellenbreis im Hunde intravasculäre Gerinnung hervorgerufen wurde; aber es ist nicht erwähnt, ob die Zellen isolirt waren, oder ob der mit Zellen gemischte Lymphdrüsensaft zur Injection kam. Da noch Niemand in Dorpat isolirte Leucocyten aus Lymphdrüsen injicirt hat, so ist der Beweis nicht erbracht, dass sie stets intravasculäre Gerinnung hervorrufen.

Dr. Krüger meint, dass ich möglicher Weise Recht habe, wenn ich sage, dass grosse Quantitäten von Leucocyten injicirt werden können, ohne dass intravasculäre Gerinnung entsteht. Er schreibt dies aber dem Auswaschen mit normaler Salzlösung zu, wodurch der Gerinnung machende Stoff von den Zellen entfernt werden soll. Es ist natürlich zuzugeben, dass die normale Salzlösung vielleicht keine ganz indifferente Flüssigkeit für Leucocyten ist. Nach den gegenwärtigen Erfahrungen ist sie aber jedenfalls die beste Zusatzflüssigkeit, die man brauchen kann, und es ist gewiss, dass wir über die Wirkung der Leucocyten als solcher so lange im Unklaren bleiben, als es nicht gelingt, die mit ihnen ausgepresste Flüssigkeit so vollständig wie möglich zu entfernen. Dr. Krüger übersieht den wesentlichen Punkt, auf den es bei diesen Injectionsversuchen ankommt. Die Zellen wirken nach vollkommener Auswaschung äusserst energisch Gerinnung erzeugend auf extravasculäres Plasma, aber sie haben keine gerinnende Wirkung auf intravasculäres Plasma; im Gegentheil, je mehr das Thier mit den Zellen überschwemmt wird, um so langsamer gerinnt das aus der Ader gelassene Blut — wie sofort noch zu besprechen sein wird —, woraus folgt, dass die Zellen die ihnen ursprünglich eigenthümliche Fähigkeit, extravasculäres Plasma zur Gerinnung zu bringen, verlieren, sobald sie im kreisenden Blut verweilt haben. Angenommen die Experimente von GROTH und KRÜGER wären richtig, so liesse sich nur die eine Folgerung daraus ziehen, dass die Zellen, welche sie injiciren, durchaus verschieden sind von den weissen Blutkörperchen; denn ganz kleine Mengen ihrer Zellen verursachen angeblich intravasculäre Gerinnung, während es bekannt ist, dass die Zahl der weissen Blutkörperchen in weiten Grenzen schwanken kann, ohne dass die flüssige Beschaffenheit des Blutes dabei in Gefahr kommt.

Trennung der Zellen und des Drüsensaftes.

Ich will jetzt einen Versuch beschreiben als Beispiel für eine Anzahl ähnlicher, welche ich angestellt habe. Derselbe wurde ausgeführt mit Leucocyten aus der Thymus des Kalbes; er gelingt aber ebenso mit Leucocyten aus Lymphdrüsen. Die Thymus wurde in einer Kochsalzlösung von 0,6 $^0/_0$ zerkleinert, ausgedrückt und die Flüssigkeit in vier Röhren der Centrifuge gefüllt. Nach dem ersten Centrifugiren hatten sich die Zellen zu Boden gesenkt. Die überstehende Flüssigkeit (A) wurde abgehoben und so lange ausgeschleudert bis sie zellenfrei war. Die Leucocyten, welche sich abgesetzt hatten, wurden noch zwei Mal mit Kochsalzlösung von 0,6 $^0/_0$ gewaschen und bildeten schliesslich nach starkem Centrifugiren einen steifen Brei von etwa 10 ccm in jeder Röhre. Der Zellenbrei aus allen vier Röhren wurde nun in normale Salzlösung eingetragen und durch Schütteln suspendirt; die Gesammtmenge der Flüssigkeit betrug 80 ccm. Wenige Tropfen dieser Flüssigkeit brachten 10 ccm Peptonplasma rasch zur Gerinnung. 75 ccm der Flüssigkeit mit den darin suspendirten Zellen wurden in die Jugularvene eines Hundes von 7 k injicirt. Das Verhalten des Thieres bot nichts auffälliges. Nach 10 Minuten wurde dem Thiere Blut aus der Carotis entnommen; das Blut ergoss sich in einem Strom von normaler Stärke. Das Thier wurde hierauf mit Chloroform getödtet. Bei der Section konnte trotz sorgfältigster Untersuchung nirgends eine Spur von intravasculärer Gerinnung gefunden werden. Das Blut, aus der Carotis sowie aus anderen

Theilen des Gefässsystems entnommen, blieb vollkommen flüssig. Unter dem Mikroskope zeigte es zahlreiche Leucocyten, welche sehr ungleich vertheilt waren: bald fand man sie isolirt, bald zu Gruppen und Häufchen geballt. Das Blut, welches aus der Carotis stammte, wurde noch nach zwei Stunden flüssig gefunden. (Die Beobachtung wurde nicht länger fortgesetzt.) Wenn aber zu einer Portion dieses Blutes die wenigen Leucocyten, welche nicht injicirt worden waren, hinzugegeben wurden, so trat in zwei Minuten Gerinnung ein.

Dagegen verursachten 20 ccm der Flüssigkeit A, welche einem Hunde von 5 k injicirt wurden, augenblicklichen Tod des Thieres; und 30 ccm, welche einem Hunde von $7^1/_2$ k injicirt wurden, verursachten eine vollständige Thrombose des Portal-Venensystems, sowie ein kleines Gerinnsel in der Pulmonalarterie. Ich erspare mir die Besprechung dieser Flüssigkeit auf später.

Nach meinen Erfahrungen bringt die Injection von Leucocyten in dem Kreislauf eines Hundes stets nur eine Wirkung hervor: sie verlangsamt die Gerinnung des gelassenen Blutes. Dieser Erfolg, welcher nur dann deutlich auftritt, wenn man eine sehr grosse Quantität von Leucocyten nimmt, scheint mir sehr beachtenswerth. Wir haben gesehen, dass bei der gegenseitigen Einwirkung von Leucocyten und extravasculärem Plasma zwei Aenderungen Platz greifen: erstens eine die Gerinnung herbeiführende, und zweitens eine die Gerinnung hemmende; ferner, dass diese Veränderungen sowohl das Plasma als die Leucocyten betreffen und dass im extravasculären Plasma zuerst die eine und dann die andere Phase vorwiegt. Im kreisenden Blut ist dagegen nur eine Veränderung zu bemerken — die Verzögerung der Gerinnung. Wenn die Leucocyten in das kreisende Blut kommen, so werden sie verändert, gerade so, wie wenn sie in sehr starkes Peptonplasma eingebracht werden. Sie verlieren die Fähigkeit Gerinnung herbeizuführen; aber sie verändern auch gleichzeitig das Plasma in der Weise, dass der normale Process der Gerinnung nicht stattfindet.

Durch meine eigenen Beobachtungen, sowie jene von Rauschenbach und anderen, ist es sicher gestellt, dass stets Gerinnung eintritt, wenn vollkommen frische Leucocyten oder andere Gewebszellen in extravasculäres Plasma kommen. Ebenso sicher ist aber auch, dass bei dem Uebertritt der Leucocyten der Lymphe in das Blut, wie er unter normalen Bedingungen beständig stattfindet, keine Gerinnung erfolgt, da ja intravasculäre Gerinnungen nicht ein normaler Vorgang sind. Wenn Leucocyten injicirt werden, so verlieren sie die Fähigkeit, welche sie früher besassen, extravasculäres Plasma zur Gerinnung zu bringen; das nach der Injection aus der Ader gelassene Blut bleibt flüssig, gerinnt dagegen, sobald neue Leucocyten hinzugegeben werden. Es ist wohl die Annahme gerechtfertigt, dass derselbe Vorgang stattfindet, wenn Leucocyten auf dem normalen Wege in den Blutstrom eintreten, und man wird dann die weissen Blutkörperchen nicht als denjenigen Bestandtheil ansehen dürfen, von dem die Gerinnung des gelassenen Blutes ihren Ausgang nimmt.

Wir besitzen keine Versuche, welche beweisen, dass auf Injection von Leucocyten intravasculäre Gerinnungen entstehen. Vielleicht könnte dies erreicht werden, wenn noch grössere Mengen injicirt werden; aber ich kann mir nicht vorstellen, dass ein solcher Erfolg die Frage nach der Theilnahme der weissen Blutkörperchen an der Gerinnung wesentlich fördern würde.

Meine Schlussfolgerungen in Betreff der weissen Blutkörperchen sind folgende: Schlussfolgerungen.

1) Die älteren experimentellen Beweise für die gerinnende Wirkung der weissen Blutkörperchen sind nicht stichhaltig.

2) Die mikroskopischen Untersuchungen geben so widersprechende Resultate, dass sie zur Entscheidung der Frage nichts beitragen.

3) Die Beobachtung, dass Leucocyten aus Lymphdrüsen in extravasculärem Plasma Gerinnung erzeugen, ist für die bisherige Gerinnungslehre nur dann von Werth, wenn man die Annahme macht, dass das Plasma des kreisenden Blutes keine Wirkung auf die Leucocyten ausübt. Gegen eine solche Annahme sprechen zwei Gründe: erstens die Versuche mit Injection von Leucocyten, zweitens der Umstand, dass innerhalb des Körpers eine Berührung zwischen Blutplasma und Gewebszellen sorgfältig vermieden ist. Findet dieselbe dennoch statt, so erleiden die Gewebszellen eine tiefgreifende Veränderung. Etwas anderes ist es mit den eiweisshaltigen Flüssigkeiten, welche aus den Gefässen ausschwitzen, den sog. Transsudaten. Dieselben unterscheiden sich stets mehr oder weniger stark von dem Plasma innerhalb der

Gefässe; sie zeigen keine Wirkung auf Gewebszellen.[1] Werden dagegen auf experimentellem Wege die normalen Bedingungen der Exsudation verändert, so dass unverändertes Blut in die Gewebe eintritt, so werden die Zellen, welche mit dem Plasma in Berührung kommen, geschädigt.[2]

Gegen den ersten der oben angeführten Gründe kann eingewendet werden, dass gewaschene Leucocyten aus Lymphdrüsen nicht identisch sind mit lebenden Leucocyten und dass daher die letzteren beim Eintritt in das Blut nicht verändert zu werden brauchen. Dieser Einwand wird aber grösstentheils durch den zweiten Grund widerlegt.[3]

Es ist demnach als sicher zu betrachten, dass klares, von Formelementen freies Plasma die Fähigkeit besitzt in derselben Weise wie Blut zu gerinnen, und alle Erfahrungen weisen darauf hin, dass in keinem Stadium des Processes die Betheiligung der weissen Blutkörperchen nöthig ist.

Die Gerinnung ist ein Problem der allerschwierigsten Art, und es ist daher nicht zu verwundern, dass ein Vorurtheil zu Gunsten der Betheiligung der weissen Blutkörperchen vorhanden ist, sowie die Tendenz, jede neu auftauchende Schwierigkeit auf deren Rechnung zu setzen. Sie sind in der That ein so bequemes Auskunftsmittel zur Erklärung unverstandener Erscheinungen geworden, dass das Geringste, was für ihre Theilnahme an dem Process zu sprechen scheint, von manchen Physiologen eifrig aufgegriffen wird. Ich muss die Betrachtung der Frage von diesem Standpunkt aus für wenig förderlich erachten. Das Studium der Gerinnung hat eine viel grössere Tragweite, als dass es durch die Frage, warum ein bestimmter Eiweisskörper fest wird, erschöpft werden könnte. Sollte es wirklich nöthig sein, die Hülfe der weissen Blutkörperchen herbeizuziehen, so wird es schliesslich darauf herauskommen, dass alle wesentlichen Erscheinungen aus der „Lebensthätigkeit der Leucocyten" erklärt werden.

[1] Siehe Croonian Lecture, Abstract, Proc. Roy. Soc. 1886; Beiträge zur Frage der Gerinnung Du Bois Arch. 1888; Note on Coagulation, Proc. Roy. Soc. 1888.

[2] Siehe Haemorrhagic Infarct of the Liver, Proc. Path. Soc. 1887; sowie die folgenden Abtheilungen des Berichtes.

[3] Rauschenbach a. a. O. fand die ausgepressten Lymphdrüsenzellen noch nach Stunden beweglich. (Anm. d. Uebers.)

II. Ueber die Wechselwirkung der Fibrinogene.

Die negative und positive Phase der Gerinnung.

Man pflegt die Gerinnung als einen fermentativen Process aufzufassen, bei welchem ein besonderes Enzym auf einen bestimmten Eiweisskörper wirkt und seine Zusammensetzung und Löslichkeit verändert. Ueber diesen Satz ist man, von einigen hypothetischen Vorstellungen abgesehen, nicht hinausgegangen. Insbesondere ist die Natur der Veränderung, welche das Ferment an dem Eiweisskörper hervorbringt, völlig unbekannt.

Soweit meine Beobachtungen mir ein Urtheil erlauben, halte ich die Existenz eines Körpers von den Eigenschaften des Fibrinfermentes für zweifellos festgestellt. Dasselbe ist so charakteristisch und beständig in seiner Wirkung, als irgend eines der bekannten Enzyme; es besitzt die Fähigkeit, gewisse Fibrinogene aus ihren Lösungen auszufällen und in Fibrin umzuwandeln. Aus Gründen, welche ich in der Folge anführen werde, glaube ich aber nicht, dass der Körper eine wichtige Rolle bei der gewöhnlichen extravasculären Gerinnung spielen kann, und ich bin sicher, dass die Bedeutung, welche ihm zugeschrieben wurde, geeignet war, die Aufmerksamkeit von sehr bemerkenswerthen Gerinnungserscheinungen abzulenken.

Eigenschaften des Fibrinferments und Prüfung auf dasselbe.

Mit dem Ausdruck „Fibrinferment“ sind manche Autoren zu freigebig verfahren, indem sie jeden Zusatz zu einer gerinnungsfähigen Flüssigkeit, welcher die Coagulation derselben beschleunigt, als Fibrinferment bezeichnet haben. Es ist deshalb räthlich, jedes Mal so genau wie möglich anzugeben, was unter Fibrinferment zu verstehen ist, wenn Verwirrung vermieden werden soll. Ich gebrauche den Ausdruck stets im Sinne des Entdeckers A. Schmidt und befolge die von ihm angegebene Methode der Darstellung und Prüfung.

Das Fibrinferment ist ein Bestandtheil des Blutserums. Es ändert sich, wie es scheint, nur sehr wenig, wenn es lange Zeit — Wochen und Monate — unter Alkohol steht. Es wird aus dem getrockneten Eiweissniederschlag des Serums leicht mit Wasser ausgezogen. Werden die Lösungen gekocht, so verlieren sie ihre Wirksamkeit; ihr Gehalt an organischer Substanz ist so verschwindend klein, dass man nicht gut annehmen kann, dass das Ferment in das gebildete Fibrin eingeht.

Die Probeflüssigkeit für Ferment, welche ALEX. SCHMIDT gebrauchte, ist starkes Bittersalzplasma (vom Pferde) auf das acht- oder neunfache mit Wasser verdünnt. Diese Flüssigkeit gerinnt nicht spontan und ist, so viel ich weiss, überhaupt nur durch Ferment zur Gerinnung zu bringen. HAMMARSTEN's Probeflüssigkeit ist eine Lösung von Fibrinogen, welche aus starkem Bittersalzplasma des Pferdes durch wiederholte Fällungen und Wiederauflösungen dargestellt wird. Es ist kaum zu bezweifeln, dass SCHMIDT und HAMMARSTEN ein und dieselbe Substanz in Händen gehabt haben, und wenn ich von Fibrinferment spreche, so gebrauche ich das Wort in dem Sinne der beiden Autoren. Als Probeflüssigkeit verwende ich in der Regel starkes Bittersalzplasma vom Hunde, welches sich genau so verhält wie das vom Pferde. Es gerinnt nicht spontan auf Verdünnung;[1] es wird, meines Wissens, nur durch Fibrinferment zur Gerinnung gebracht.

Ich habe in meiner „Uebersicht einer Theorie der Blutgerinnung" mich dahin ausgesprochen, dass ich die normale Gerinnung des aus der Ader gelassenen Blutes von dem Zusammenwirken zweier Fibrinogene herleite, welche in dem Plasma des Aderlassblutes enthalten sind. Ich muss daher das, was ich unter dem Zusammenwirken der Fibrinogene verstehe, etwas genauer erörtern, insbesondere die Erscheinungen, durch welche sich der Vorgang von jenen Processen unterscheidet, welche man gewöhnlich als fermentative bezeichnet.

Bei der Besprechung der Gründe, durch welche ich zu der Ansicht geführt worden bin, dass die Betheiligung der weissen Blutkörperchen an der Gerinnung unwahrscheinlich ist, habe ich über eine sehr auffallende Thatsache berichtet, von deren Richtigkeit ich mich durch wiederholte Beobachtung überzeugt habe. Werden gewaschene und isolirte Leucocyten zu extravasculärem Plasma, welches nach bestimmten Methoden dargestellt ist, hinzugegeben, so erfolgt Gerinnung. Sehr häufig ist die Masse des Gerinnsels proportional der Masse der Zellen. Werden dagegen die Leucocyten in das kreisende Blut injicirt, so ist der

[1] Niemals, wenn es einen Tag nach der Darstellung gebraucht wird. Siehe oben S. 10.

Erfolg ein gerade entgegengesetzter. Das Blut verliert seine Gerinnungsfähigkeit im Verhältniss zu der Masse der injicirten Leucocyten. Ich schliesse daraus, dass es bei der gegenseitigen Einwirkung von Leucocyten und Blutplasma zwei Phasen giebt, welche ich als die positive und negative Gerinnungsphase bezeichnet habe.

Wirkung verschiedener fermentfreier Fibrinogen-Lösungen auf Plasma.

Diese Wirkungen lassen sich nun viel besser studiren, wenn man gewisse Substanzen anwendet, welche ich unter dem gemeinsamen Namen Fibrinogene zusammenfasse, da sie sich sämmtlich leicht in Fibrin umwandeln. Sie lassen sich darstellen aus Blutplasma, aus Blutserum und aus einer grossen Zahl von Geweben; sie bilden höchstwahrscheinlich die Hauptmasse des Zellprotoplasmas.

Die merkwürdige Wirkung dieser Substanzen im Gegensatz zum Verhalten des Fibrinfermentes habe ich in einer Mittheilung aus dem Jahre 1887 (On a new Constituent of Blood Serum, Proc. Roy. Soc.) ausführlich beschrieben, und ich will die dort angeführten Thatsachen in Kürze aufzählen.

I. Serumfibrinogen.

Wird gewöhnliches Serum vom Hunde oder vom Schafe mit verdünnter Essigsäure oder verdünnter Schwefelsäure (4 pro mille) angesäuert, so entsteht, sobald die Reaction deutlich sauer wird, ein Niederschlag, welcher sich im Ueberschuss der Säure nicht löst. Seinen chemischen Eigenschaften nach ist der Niederschlag ein Eiweisskörper; er enthält aber ausserdem Lecithin. Bei längerem Stehen wandelt er sich in eine Masse um, welche mit Fibrin die grösste Aehnlichkeit besitzt und sich von demselben nur durch seine grössere Löslichkeit in verdünntem Alkali unterscheidet. Da die Substanz sich den fibrinbildenden Bestandtheilen des Blutplasmas sowie den von mir dargestellten Gewebsfibrinogenen sehr verwandt zeigt, nenne ich sie Serumfibrinogen. Trotz mehrfacher Versuche war es mir nicht möglich, aus Pferdeserum oder Rinderserum Serumfibrinogen darzustellen. Auch im Serum des Hundes sowie des Schafes ist die Substanz nur in geringer Menge vorhanden. Die folgenden Versuche mögen als Beispiele für seine Wirkung dienen: von zwei Portionen Peptonplasma (welches bekanntlich mit Fibrinferment nicht gerinnt) wurde Portion I mit einer gleichen Menge Schafserum vermischt. Nach mehreren Stunden fand sich eine kaum wahrnehmbare Spur eines Gerinnsels. Portion II wurde dagegen mit der gleichen Menge einer Lösung von Serumfibrinogen aus Schafserum versetzt. Die Mischung gerann innerhalb 15 Minuten zu einer festen Masse. Durch Ausdrücken des Gerinnsels liess sich eine Flüssigkeit gewinnen, welche keine Neigung hatte spontan zu gerinnen, aber sofort gerann, wenn von dem gelösten Serumfibrinogen noch etwas zugesetzt wurde.

Es ist wohl zu beachten, dass die Gerinnung des Peptonplasmas mit Serumfibrinogen schrittweise vor sich geht. Die erste kleine Menge Serumfibrinogen, welche zugefügt wird, lässt eine gewisse Menge von Gerinnsel entstehen. Dann kommt der Process auf unbestimmte Zeit zum Stillstand. Giebt man weiter Fibrinogen zu, so treten neue Gerinnsel auf u. s. w. Zwischen der zugesetzten Menge Serumfibrinogen und der gebildeten Menge Fibrin besteht also ein ganz bestimmtes Maassverhältniss, was nicht anders zu erklären ist, als dass das Serumfibrinogen oder ein gewisser Theil desselben bei dem Vorgange aufgebraucht wird. Das Serumfibrinogen kann nicht ein Ferment genannt werden, wenn wir den Ausdruck in der gewöhnlichen Bedeutung gebrauchen.

Injicirt man einem Kaninchen eine Lösung von Serumfibrinogen, so beobachtet man eine sehr auffallende Wirkung: das gelassene Blut bleibt durch mehrere Stunden flüssig. Wird dagegen etwas von der Lösung zu dem gelassenen Blut gefügt, so entsteht sofort Gerinnung, wodurch bewiesen ist, dass die injicirte Substanz verändert oder vernichtet worden ist. Die Injection führte auch niemals zu einer merklichen intravasculären Gerinnung. Nur einmal wurde eine sehr zweifelhafte Spur gefunden; in allen anderen Versuchen konnte trotz sorgfältigster Untersuchung kein intravasculäres Gerinnsel entdeckt werden. Wir haben also hier eine Substanz, welche gerade so wie die Leucocyten von Lymphdrüsen zwei entgegengesetzte Wirkungen hervorbringt: Gerinnung im extravasculärem Blut, Aufhebung der Gerinnbarkeit im kreisenden Blute.

II. Gewebsfibrinogen. Es wird nunmehr zweckmässig sein, auf die Wirkung jener Substanzen einzugehen, welche ich Gewebsfibrinogene genannt habe, speciell des Präparates, welches aus der Thymus dargestellt wird, da es alle wesentlichen Eigenschaften dieser Gruppe von Körpern besitzt und leicht zu beschaffen ist. Das Organ wird zerkleinert und mit Wasser angesetzt, in welchem, um Fäulniss zu vermeiden, eine kleine Menge Chloroform gelöst ist. Nachdem der Brei 24 bis 30 Stunden gestanden hat, wird centrifugirt, die überstehende Flüssigkeit abgehoben und mit Essigsäure stark angesäuert. Der flockige Niederschlag, der dabei entsteht, wird gleichfalls auf der Centrifuge gesammelt und gewaschen und endlich in $^1/_2$procentiger Kochsalzlösung aufgenommen, zu welcher einige Tropfen einer Sodalösung gefügt werden. Er löst sich darin zum grössten Theil, die Lösung läuft leicht durch's Filter und giebt ein klares Filtrat, vorausgesetzt, dass der Niederschlag ganz frisch ist und die Extraction nicht länger als die oben angegebene Zeit gedauert hat. Die Lösung ist nur ganz schwach opalescirend.

Ich wende mich jetzt zu den Beziehungen, welche die Flüssigkeit zum Gerinnungsprocess hat. Intravasculäre Gerinnungswirkung (positive Phase).

Versuch 1. Man lässt aus einer Bürette eine kleine Menge der Flüssigkeit in die Jugularvene eines Kaninchens einlaufen. Die Injection kommt von selbst bald zum Stillstand, denn nach wenigen Secunden bis längstens in $1^1/_2$ Minuten ist das Thier todt. Diese Wirkung ist vollkommen sicher. Wenn man das Thier sofort untersucht, so findet man das ganze Gefässsystem thrombosirt. Nur wenn der Tod sehr rasch eingetreten ist, kann sich das Gerinnsel beschränken auf das rechte Herz und die Pulmonalarterie. Offenbar ist der Thrombus in diesem Fall nur deshalb von beschränkter Ausdehnung, weil die Flüssigkeit keine Zeit hatte, sich im ganzen Gefässsystem zu verbreiten.

Versuch 2. Setzt man von der Lösung eine kleine Menge zu Peptonplasma, so entsteht unweigerlich Gerinnung. Lässt man Blut direct aus der Arterie in die Lösung einströmen, so gerinnt es fast augenblicklich. Der folgende Versuch diene als Beispiel:

Aus der Carotis eines Hundes floss das Blut direct in zwei Röhren. Die eine Röhre enthielt 10 ccm der Fibrinogenlösung, die andere 10 ccm von $^1/_2$procentiger Kochsalzlösung. Dazu kam noch in jede Röhre 40 ccm Blut. In der Fibrinogenlösung war das Blut nach 50 Secunden fest; in der anderen blieb es 6 Minuten flüssig und erst zwischen der siebenten und achten Minute gerann es vollständig. Die spontane Gerinnung trat in diesem Falle ungewöhnlich langsam ein. Die beschleunigende Wirkung des Fibrinogen ist aber unter allen Umständen deutlich ausgesprochen.

Zeigen die bisher angeführten Versuche die äusserst energische coagulirende Wirkung des Stoffes, so tritt der eigenthümliche, nicht fermentative Charakter des Processes zu Tage, wenn man ihn in das kreisende Blut des Hundes bringt.

Versuch 3. 40 ccm einer frisch dargestellten, leicht alkalischen, klaren Lösung von Gewebsfibrinogen werden einem Hunde in die Jugularvene injicirt. Nach kurzer Zeii, d. h. nach etwa ein bis anderthalb Minuten hörte die regelmässige Athmung auf, es folgten noch ein oder zwei vereinzelte Athemzüge, worauf das Thier verendete. Aus der geöffneten Carotis flossen nur wenige Tropfen Blut. Die Arterie war schlaff und leer. Bei der unmittelbar nachher sorgfältig ausgeführten Section konnte eine ansehnliche Menge reinen, vollständig flüssigen Blutes aus dem stark dilatirten Herzen und aus der Vena cava gesammelt werden. Ausserdem fand sich im rechten Herzen eine kleine Menge eines geschrumpften, gleichsam geschlagenen Gerinnsels. Frei von Gerinnsel waren: die Hauptäste der Pulmonalarterie, das linke Herz, sämmtliche grosse Körperarterien, die grossen Venen des Vorderfusses, die Venae iliacae, die untere und obere Hohlvene, die Lebervene und ihre Zweige. Thrombosirt waren: das ganze System der Pfortader, beginnend von den Venenwurzeln des Darms und des Magens, die Milzvene, der Hauptstamm der Pfortader und alle ihre Zweige innerhalb der Leber.

Das gesammelte Blut wurde centrifugirt; das isolirte Plasma zeigte in den ersten 24 Stunden keine Spuren von Gerinnung, wurde aber dann vollkommen fest. Es gerann sehr rasch, wenn man etwas von der injicirten Lösung zusetzte, und ebenso auf Zugabe von Leucocyten aus Lymphdrüsen.

Der geschilderte Sectionsbefund ist typisch für den Versuch. Um ihn zu erhalten, muss eine relativ grosse Menge des Stoffes injicirt werden. Die Tendenz zur Gerinnung im System der Pfortader ist aber auch bei kleineren Mengen stets ausgesprochen. Das Auftreten von Gerinnseln im rechten Herzen und in der Pulmonalarterie ist beim Hunde kein regelmässiger Befund. Er hängt theils von der Art des Thieres, namentlich aber von den Ernährungsbedingungen ab.

Um die Abhängigkeit der Erscheinungen von der Menge des injicirten Stoffes festzustellen, habe ich eine grosse Zahl von Versuchen ausgeführt, deren Resultate etwa folgendermassen zusammengefasst werden können. Nach kleinen Mengen lassen sich intravasculäre Gerinnsel nicht entdecken; das Blut, welches nach der Injection gelassen wird, gerinnt sehr langsam d. h. erst nach 1 bis 2 Stunden. Bei grösseren Mengen kommt es zur intravasculären

Gerinnung, welche in der Regel auf das Gebiet der Pfortader beschränkt ist und die Menge des Gerinnsels wächst mit der Menge des injicirten Gewebsfibrinogens. Das gelassene Blut hat keine Neigung zur Gerinnung, um so weniger, je mehr Gewebsfibrinogen injicirt worden ist, so dass sich der Zeitraum zwischen dem Aderlass und der Gerinnung auf 30 Stunden verlängern kann. Zumeist kann das Blut durch gewisse Zugaben sofort in einen festen Kuchen umgewandelt werden, wie z. B. durch das gewöhnliche Fibrinferment. In der Regel gerinnt es aber auch spontan, wenn man es nur lange genug stehen lässt und daraus folgt, dass das lange Flüssigbleiben des gelassenen Blutes nicht aus einem Verlust der fibrinbildenden Substanz des Plasmas erklärt werden kann.

Intravasculäre Hemmungswirkung (negative Phase).

Diese Annahme wird übrigens schon äusserst unwahrscheinlich durch die geringe Menge des intravasculären Gerinnsels und ist unvereinbar mit der Thatsache, dass eine sehr ausgesprochene Verzögerung der Gerinnung auch dann zu bemerken ist, wenn es zur intravasculären Gerinnung, wie in der Regel nach Injection kleiner Mengen von Gewebsfibrinogen, gar nicht kommt. Ich lege dieser verzögerten Gerinnung eine grosse Wichtigkeit bei und habe sie in meinen früheren Publicationen stets besonders hervorgehoben.[1] Trotzdem hat man ihr wenig Beachtung geschenkt. Das Flüssigbleiben des gelassenen Blutes ist die negative Phase in der Wechselwirkung der Fibrinogene.

Ich habe gesagt, dass das nach der Injection gelassene Blut nach kürzerer oder längerer Zeit von selbst gerinnt. Die beträchtlichen Unterschiede in der Festigkeit des hierbei entstehenden Gerinnsels lassen vermuthen, dass die Menge von Fibrin, welche in jedem Falle gebildet wird, sehr grossen Schwankungen unterliegt, und es hat den Anschein, als ob sie in umgekehrtem Verhältniss stünde zur Menge des injicirten Gewebsfibrinogen. Ich habe solche Bestimmungen bisher unterlassen, theils weil sie mit grossen technischen Schwierigkeiten verknüpft sind, theils weil die Ergebnisse aus Gründen, die ich nicht ausführlich hier erörtern will, nicht ohne weiteres verständlich sein würden. Ich will lieber jetzt einen Grenzfall besprechen, welcher den Umstand, auf den ich ganz besonders aufmerksam zu machen wünsche, gut illustrirt.

[1] On intravascular Clotting. Proc. Roy. Soc. 1886.

Versuch 4. Es wurde dieselbe Lösung Gewebsfibrinogen wie in Versuch 3 gebraucht. Der Hund war etwas grösser, er wog um $1^1/_2$ k mehr. Es sei bemerkt, dass zur Hervorbringung einer bestimmten Wirkung eine um so grössere Menge von Gewebsfibrinogen injicirt werden muss, je grösser das Thier ist.

Es wurden 50 ccm der Lösung injicirt; das Thier erholte sich, obwohl während der Injection Puls und Respiration sehr gelitten hatten. Nach 3—4 Stunden wurden neuerdings 50 ccm Fibrinogen eingespritzt. Das Fibrinogen war dasselbe wie bei der ersten Injection; aber die Lösung war stärker. Die zweite Injection hatte keine auffällige Wirkung. Wenige Minuten später wurde das Thier aus der Carotis verblutet, aus welcher das Blut im starken Strome hervorstürzte.

Die Section ergab sehr ausgedehnte Gerinnsel im System der Pfortader; aber mit Ausnahme von ein oder zwei kleinen Venenwurzeln rührten an allen Orten die Gerinnsel nicht von der letzten Injection her, sondern von der ersten, weil die Thromben bereits deutlich entfärbt waren. Im Herzen war nur eine unbedeutende Spur eines Gerinnsels zu finden, und in den grossen Gefässen war das Blut überall flüssig, so dass die Fibrinmenge, welche aus dem Blute bez. aus dem injicirten Gewebsfibrinogen entstanden war, sich beschränkte auf das in der Pfortader befindliche Gerinnsel. Von dem Gewebsfibrinogen werde ich später zeigen, dass es höchst wahrscheinlich mit dem grössten Theil seiner Substanz in das Gerinnsel eingeht.

Das Aderlassblut des Versuchs zeigte keine Neigung zur Gerinnung. Die Zugabe von Leucocyten blieb ebenso wirkungslos, wie die weiterer Mengen von Gewebsfibrinogen. Das Plasma des Blutes zeigte nach 3 Tagen noch keine Spur eines Gerinnsels; es enthielt nichts mehr von dem injicirten Gewebsfibrinogen, welches sich durch überschüssige Essigsäure hätte ausfällen lassen müssen. So gab z. B. eine Probe der angewendeten Lösung, 25fach mit Wasser verdünnt, einen vollkommen deutlichen und beständigen Niederschlag, wenn sie mit $^1/_4$ ihres Volums 50procentiger Essigsäure versetzt wurde. Das Plasma des Blutes wurde dagegen mit diesem Zusatz wieder vollkommen klar. Dies entspricht dem normalen Verhalten des Fibrinogens im Blutplasma, welches mit Essigsäure anfänglich ausfällt, aber im Ueberschuss der Säure sich wieder löst.

Das injicirte Fibrinogen verschwindet.

Das eben beschriebene Versuchsergebniss lässt sich nicht immer mit Sicherheit erzielen, aus dem einfachen Grunde, weil die erste Injection das Thier häufig tödtet; aber ich habe es oft genug erhalten, um sicher zu sein, dass es sich hier nicht um einen Ausnahmsfall handelt. Insbesondere kann als sicher gelten, dass die Injection sehr grosser Quantitäten von Gewebsfibrinogen das Aderlassblut stets gänzlich ungerinnbar macht, sowohl spontan, wie auf Zusatz von Leucocyten oder Gewebsfibrinogen.

Das Fibrinogen des Plasmas wird ungerinnbar.

Ich komme zurück auf das Plasma aus dem Versuche 4.

Ich habe bereits erwähnt, dass von dem injicirten Gewebsfibrinogen nichts mehr darin nachzuweisen ist; es enthält aber noch immer ansehnliche Mengen einer Substanz, welche die wesentlichen chemischen Eigenschaften des normalen Plasmafibrinogens besitzt, wie durch die folgenden Reactionen bewiesen wird:

a) Das Fibrinogen des Blutplasmas fällt aus, wenn man verdünnte Schwefelsäure (0,4 %) bis zur deutlich sauren Reaction zugiebt. Das Plasma des Blutes aus dem Versuche 4, auf gleiche Weise behandelt, giebt einen sehr reichlichen Niederschlag.

b) Das Fibrinogen des extravasculären Blutes wird durch Sättigung mit Kochsalz ausgefällt und ist in gesättigter Kochsalzlösung vollkommen unlöslich. Das Plasma von Versuch 4 mit Kochsalz gesättigt, giebt einen Eiweissniederschlag, welcher mit gesättigter Kochsalzlösung bis zum Verschwinden der Eiweissreaction gewaschen, vom Salze befreit, getrocknet und gewogen 0,93 % des Plasmas ausmacht. Da die beiden anderen bekannten Eiweisskörper des Blutplasmas, Paraglobulin und Albumin, in gesättigter Kochsalzlösung löslich sind, so entspricht die Menge von 0,93 % dem Gehalt an Fibrinogen in veränderter Gestalt. Der Reichthum des Plasmas an Fibrinogen ist nicht auffallend, wenn man bedenkt, dass höchst wahrscheinlich die kleine Menge der intravasculären Gerinnsel auf Kosten des injicirten und verschwundenen Gewebsfibrinogen gebildet worden ist. Trotz des ähnlichen chemischen Vehaltens kann das Fibrinogen von Versuch 4 nicht als normales Plasmafibrinogen angesprochen werden, da es mit den gebräuchlichen Mitteln nicht gerinnt.[1]

Zusammenfassung.

Ich fasse die Erscheinungen nochmals zusammen:

[1] Dieser Satz, sowie der vorausgehende, stehen im Original etwas höher. (Anm. d. Uebers.)

Wenn eine gewisse Quantität Gewebsfibrinogen in das kreisende Blut gebracht wird, so tritt eine auf bestimmte Orte beschränkte intravasculäre Gerinnung auf. Man kann annähernd sagen, dass das intravasculäre Gerinnsel im Verhältniss steht zu der Menge von Fibrinogen, welche injicirt wurde. Gleichzeitig mit dieser intravasculären Gerinnung findet ein anderer Process statt: Die Aufhebung der spontanen Gerinnbarkeit des Aderlassblutes. Diese Hemmungswirkung ist gleichfalls um so deutlicher ausgeprägt, je mehr Gewebsfibrinogen injicirt wurde. Das injicirte Gewebsfibrinogen verschwindet dabei vollständig, soweit sich dies durch chemische und physiologische Reactionen feststellen lässt; es bildet wahrscheinlich die Hauptmasse des innerhalb der Gefässe entstandenen Fibrins. Das Fibrinogen des Blutes ist wesentlich verändert; es ist sehr wohl möglich, dass ein Theil desselben an der Bildung des intravasculären Gerinnsels betheiligt ist; aber eine grosse Quantität desselben ist sicher übrig geblieben.

Den ganzen Vorgang, bei welchem die injicirte Substanz verschwindet, das Fibrinogen des Blutes verändert wird, welcher besteht: 1. aus einem Gerinnungsvorgang, 2. aus einer Aufhebung der spontanen Gerinnbarkeit, und in welchem die Ausdehnung der Thrombose und die verminderte Gerinnbarkeit quantitativ eng verknüpft sind — diesen ganzen Vorgang begreife ich unter dem Namen W e c h s e l w i r k u n g d e r F i b r i n o g e n e (fibrinogen-interaction) und unterscheide e i n e p o s i t i v e u n d e i n e n e g a t i v e P h a s e.

Ich schreibe diesem Process eine grosse Bedeutung zu, weil ich gute Gründe habe anzunehmen, dass ähnliche Veränderungen des Blutes bei den zymotischen Krankheiten vorkommen. In den Versuchen, welche ich beschrieben habe, wird ein Gift in den Körper eingebracht, welches, indem es eine bestimmte lokale Wirkung hervorbringt, sich gleichzeitig erschöpft. Mit der lokalen Wirkung, bei welcher es verschwindet, ist aber noch eine allgemeine verknüpft, welche von grösster Wichtigkeit für den Organismus ist. Es wird nämlich die chemische Substanz, auf die das Gift wirkt, verändert und dadurch sozusagen der Nährboden unempfänglich gemacht.

Die Mitwirkung von Zellen ist nicht erforderlich.

Werden die Versuche, wie oben beschrieben, ausgeführt, d. h. das Fibrinogen in das kreisende Blut eingebracht, so lässt sich natürlich nicht mit Sicherheit sagen, dass die Erscheinungen einzig von der Wechselwirkung zwischen dem injicirten Fibrinogen und dem Fibrinogen des Blutes herrühren. Ich bin indessen fest überzeugt, dass dem so ist, weil sich der Vorgang in extravasculärem Plasma ganz ähnlich abspielt, wie ich sofort zeigen werde. Hiefür spricht auch die folgende Erfahrung:

Bei Beschreibung der Wirkungen des Gewebsfibrinogens auf intravasculäres Blut habe ich bereits ausgeführt, dass nach Injection einer mittleren Menge, d. h. einer Menge, welche genügt, um ausgedehnte Thrombosen hervorzubringen, ohne dem Thier gefährlich zu werden — dass nach einer solchen Injection das gelassene Blut sehr langsam gerinnt; es gerinnt jedoch schleunigst, sobald etwas Gewebsfibrinogen hinzugegeben wird. Ebenso verhält sich das Plasma des Blutes, nachdem es auf der Centrifuge von allen Formelementen befreit ist, woraus folgt, dass für die Wechselwirkung ausserhalb des Kreislaufes die Anwesenheit von Formelementen nicht nöthig ist. Es ist weiter zu beachten, dass das extravasculäre Blut um so schwerer und um so unvollständiger durch Gewebsfibrinogen zur Gerinnung gebracht werden kann, je mehr von der Substanz injicirt worden ist, so dass nach sehr grossen oder doppelten Dosen die Zugabe überhaupt wirkungslos bleibt.

Intravasculäre Gerinnungen[1] sind auch von anderen Untersuchern beobachtet worden und ebenso die verzögerte Gerinnung des Aderlassblutes. So haben z. B. die verschiedenen Schüler A. SCHMIDT's angegeben, dass eine gewisse Art von Fibrinferment oder fermentreiches Blut intravasculäre Gerinnung herbeiführen und gleichzeitig die Gerinnung des Aderlassblutes verlangsamen soll. Diese letztere Wirkung und zum Theil auch die erstere setzen sie, in Uebereinstimmung mit den Vorstellungen, welche sie von dem Vorgange der Gerinnung haben, auf Rechnung der weissen Blutkörperchen. Ich halte diese Auffassung für durchaus irrthümlich und werde noch weiter unten darauf zu sprechen kommen.

Ich wende mich nunmehr zum Studium der Wirkung, welche das Gewebsfibrinogen direct auf extravasculäres Plasma ausübt. Extravasculäre Gerinnungswirkung.

Das Plasma, welches sich am besten zum Studium der Vorgänge eignet, ist Peptonplasma. Es ist ganz gleichgültig, ob man

[1] Dieser Abschnitt kommt im Original etwas früher.

dieses Plasma als „normal“ betrachten will oder nicht. Wenn Peptonplasma und Gewebsfibrinogen zusammenkommen, findet eine Einwirkung statt, deren Natur festzustellen ist. Peptonplasma ist gleich allen Arten von extravasculärem Plasma nicht eine Flüssigkeit von constanter Zusammensetzung, sondern je nach Umständen von mehr oder minder abweichenden Eigenschaften. Ich habe bereits eine Abart erwähnt, welche ich als starkes Peptonplasma bezeichne, worunter ich ein Plasma verstehe, welches nach sehr reichlicher Peptonisirung des Thieres erhalten wird. Die Versuche, welche ich im Folgenden beschreibe, sind an solchem Plasma angestellt.

Versuch A. Zu 20 ccm Plasma kommen 10 ccm Gewebsfibrinogen. Die Mischung wird in 3—4 Minuten vollkommen fest. Das Gerinnsel scheidet beim Auspressen ein Serum ab, welches nicht weiter gerinnt. Nochmalige Zugabe von Gewebsfibrinogen ist wirkungslos. Das Serum ist vollkommen klar; wird es mit Essigsäure im Ueberschuss versetzt (auf 3 Theile Serum 1 Theil Essigsäure von 30 $^0/_0$), so bildet sich ein bleibender Niederschlag. (Ueberschüssiges Gewebsfibrinogen, vgl. S. 31.) Das ursprüngliche Plasma in gleichem Masse angesäuert, ist vollkommen klar.

Wird das Serum zu einer weiteren Portion von Peptonplasma hinzugefügt, so tritt Gerinnung ein; das Serum der zweiten Gerinnung bleibt mit überschüssiger Essigsäure vollkommen klar.

Ich habe bereits oben erwähnt, dass das Gewebsfibrinogen aus seinen Lösungen durch überschüssige Essigsäure gefällt wird. Die Fällbarkeit des Serums der ersten Gerinnung beweist, dass noch Gewebsfibrinogen übrig ist, welches nicht in das Gerinnsel eingegangen ist. Das Serum ist daher im Stande, weitere Mengen von Peptonplasma zur Gerinnung zu bringen.

Versuch B. Die Lösung von Gewebsfibrinogen wird vierfach verdünnt und 7 ccm derselben zu 30 ccm des starken Peptonplasma hinzugefügt. Es tritt Gerinnung ein, welche die ganze Masse in einen festen Kuchen verwandelt. Das Serum dieser Gerinnung coagulirt nicht spontan; es gerinnt aber vollständig auf Zusatz einer weiteren Menge von Gewebsfibrinogen. Das Serum dieser zweiten Gerinnung coagulirt ebenfalls nicht spontan. Es bleibt klar mit starker Essigsäure; es erregt nicht Gerinnung, wenn es zu neuem Plasma hinzugegeben wird. Auf Zugabe weiteren Gewebsfibrinogens bildet sich ein kaum wahrnehmbares Gerinnsel.

Versuch C. Zu 10 ccm des Plasmas wird 1 ccm (der verdünnten) Fibrinogenlösung gegeben. Es bildet sich ein sehr spärliches, unvollständiges Gerinnsel. Vor Zugabe des Gewebsfibrinogen coagulirt das Plasma zwar langsam aber fest mit einem Strom von CO_2, sowie auf Verdünnung. Nach Zugabe des Gewebsfibrinogen ist es weder durch diese Mittel noch durch andere zur Gerinnung zu bringen. Das ursprüngliche Plasma giebt mit verdünnter Schwefelsäure einen Niederschlag und es kann gezeigt werden (wenn es auch nicht gerade bei diesem Versuch geschah), dass der Niederschlag diejenige Substanz darstellt, welche mit dem Gewebsfibrinogen in Wechselwirkung tritt. Wird das Plasma zur Gerinnung gebracht durch Zusatz von Gewebsfibrinogen in einer Menge, welche gerade genügt, um einen Ueberschuss des letzteren zu vermeiden, so giebt es noch mit der verdünnten Säure einen reichlichen Niederschlag. Extravasculäre Hemmungswirkung.

Die Reaction, welche zwischen dem Plasma und der Lösung stattfindet, hat aus folgenden Gründen nicht den Charakter eines fermentativen Vorganges: Folgerungen.

1) Der Process verläuft offenbar mehr oder weniger quantitativ.

2) Das Gewebsfibrinogen wird in dem Processe aufgebraucht.

3) Die Fähigkeit des Plasmas, das Gewebsfibrinogen zum Verschwinden zu bringen, ist deutlich eine begrenzte. Sobald letzteres im Ueberschuss zugegeben wird, lässt es sich unverändert im Serum nachweisen.

4) Das Plasma selbst wird bei dem Processe wesentlich verändert. Es enthält ein nicht gerinnendes Fibrinogen.

Ich vermeide absichtlich, auf das Verhalten von extravasculärem Plasma zu Fibrinogenlösungen hier näher einzugehen, weil es die Discussion einiger Fragen erfordern würde, die ich mir lieber auf den chemischen Theil dieses Berichtes erspare. Wenn wir die Wirkung von Gewebsfibrinogen auf das kreisende Blut des Hundes vergleichen mit seiner Wirkung auf das extravasculäre Peptonplasma desselben Thieres nach Entfernung aller geformten Elemente, so zeigt sich zwischen den beiden Vorgängen eine grosse Aehnlichkeit. Es erscheint mir daher nicht nöthig, für die intravasculäre Gerinnung und die sie begleitende Hemmungswirkung eine Betheiligung der weissen Blutkörperchen anzunehmen.

Frühere Beobachtungen über intravasculäre Gerinnungen. Kritik derselben.

Ich habe oben erwähnt, dass es bereits früheren Beobachtern nicht entgangen ist, dass nach intravasculären Gerinnungen das gelassene Blut nur langsam coagulirt. Zu den frühesten Versuchen über intravasculäre Gerinnung gehören die von Köhler.[1] Die Flüssigkeit, die er zur Injection benützt, nennt er fermentreiches Blut, d. h. er lässt Blut gerinnen und drückt den noch warmen Kuchen zwischen Leinwand aus. Man erhält auf diese Weise ein Blut, welches zuweilen ausgesprochene intravasculäre Gerinnung hervorruft. Die Wirkung wird dem Fibrinferment zugeschrieben. Wiederholt man den Versuch, so überzeugt man sich, dass diese Erklärung nicht genügend ist. Wird das auf die besprochene Weise behandelte Blut centrifugirt, so erhält man ein Serum, welches stets mit Hämoglobin intensiv gefärbt ist und ausserdem Stromata enthält. Ich habe bei einer anderen Gelegenheit den Nachweis erbracht,[2] dass die Injection der Stromata von Säugethierblutkörperchen intravasculäre Gerinnung hervorbringt, und dieses Ergebniss hat Krüger für die Blutkörperchen des Vogelblutes bestätigt. Man kann aber nicht behaupten, dass die Stromata identisch wären mit Fibrinferment. Neben den Stromata enthält dieses sogenannte fermentreiche Blut noch eine ungewöhnlich grosse Menge von Serumfibrinogen. Ich will nicht bestreiten, dass es möglicher Weise auch an Fibrinferment reich ist; indessen da verschiedentlich beobachtet ist, dass Fermentlösungen, welche sehr kräftig auf die Probeflüssigkeit wirken, ohne Einfluss auf das kreisende Blut sind, so ist es offenbar nicht gerechtfertigt, wenn Köhler seine Versuchsergebnisse dem Fibrinferment zuschreibt.

Soweit mir bekannt ist, hat man das langsame Gerinnen des gelassenen Blutes lediglich in der Weise zu erklären versucht, dass man voraussetzte, durch die Injection werde eine grosse Menge von weissen Blutkörperchen zerstört, und dass die Verminderung oder der Verlust dieser Zellen in dem gelassenen Blute die Ursache seiner Ungerinnbarkeit sei. Eine solche Erklärung kann kaum befriedigen, angesichts der Erscheinungen, welche ich als Wirkung des Gewebsfibrinogens auf das Blut des Hundes beschrieben habe. Es ist richtig, dass nach mässigen Injectionen das gelassene Blut

[1] Ueber Thrombose etc. Inaug.-Diss. Dorpat 1877.

[2] Practitioner, March 1886.

auf Zugabe von Leucocyten aus Lymphdrüsen rasch gerinnt. Nach reichlichen Injectionen sind indessen die Leucocyten ebenso wie das Gewebsfibrinogen ohne jede Wirkung auf das extravasculäre Blut, obwohl die intravasculäre Gerinnung eine so geringfügige ist, dass man an einen Verbrauch des Blutfibrinogens nicht denken kann. Der Versuch, die Ungerinnbarkeit des gelassenen Blutes zu erklären aus der Zerstörung und Abwesenheit der weissen Blutkörperchen, wird durch diese Ergebnisse aussichtslos, und es dürfte schwierig sein, sie in irgend einer anderen glaubhaften Weise für die Erscheinungen verantwortlich zu machen. Thatsächlich sind aber in dem nach der Injection von Gewebsfibrinogen gelassenen Blute weisse Blutkörperchen stets anwesend. Eine genaue vergleichende Bestimmung ihrer Zahl vor und nach der Injection ist bekanntlich eine schwierige Aufgabe. In allen Fällen von träger Gerinnung, wie z. B. nach der Injection von Gewebsfibrinogen, treten im gelassenen Blute Niederschläge von Fibrinogen auf, d. h. von körnigen Massen, welche ich für Fibrinogen halte. Ihre Menge ist bald mikroskopisch klein, bald reichlich genug, um einen deutlichen Niederschlag zu bilden. Dabei tritt eine ausserordentlich unregelmässige Vertheilung der weissen Blutkörperchen auf. Im Peptonblut z. B. — dessen Ungerinnbarkeit von Samson-Himmelstjerna,[1] einem Schüler von Alex. Schmidt, darauf zurückgeführt wird, dass es so gut wie keine weissen Blutkörperchen enthält — habe ich bei der Auszählung unter dem Mikroskop wiederholt sechs oder acht Gesichtsfelder frei von weissen Blutkörperchen gefunden, in einem neunten aber einen Haufen von mindestens achtzig, und ganz ähnliche Beobachtungen habe ich nach der Injection von Gewebsfibrinogen gemacht. Unter diesen Umständen ist die Auszählung der weissen Blutkörperchen, wie sie gewöhnlich geübt wird, kaum eine vertrauenswürdige Methode, um eine eventuelle Zerstörung festzustellen, und auf einem anderen Wege lässt sich gegenwärtig ein Beweis nicht erbringen.

Ich habe im Vorstehenden das Verhalten von Serumfibrinogen zu intra- und extravasculärem Plasma, die Wirkung von Leucocyten sowie des Gewebsfibrinogens auf intravasculäres Blut und extravasculäres Plasma beschrieben als Beispiele für jene Vorgänge, welche ich als Wechselwirkung der Fibrinogene zusammen-

---

[1] Inaug.-Diss. Dorpat 1882.

fasse; ein Process mit zwei entgegengesetzten Phasen, aber nicht fermentativen Charakters.

Pseudofermentative Wirkung und progressive Gerinnung.

Unter dieser Ueberschrift werde ich kurz über einen Vorgang berichten, welchem eine grosse Wichtigkeit innewohnt, dessen Analyse aber so schwierig ist, dass ich sie gegenwärtig nicht vollständig geben kann.

Wirkung des Gewebsfibrinogens auf schwaches Peptonplasma.

Die quantitativen Beziehungen, welche sich in der Wechselwirkung von starkem Peptonplasma und Gewebsfibrinogen so deutlich ausprägen, gelten nicht für alle Arten von Plasma. Ist die Peptonisirung weniger vollständig, so bewirkt die Zugabe von Gewebsfibrinogen eine Gerinnung, welche ganz ausser Verhältniss zu der zugesetzten Menge ist. Auch ist der Process nicht wie sonst mit der ersten Gerinnung beendigt, sondern verläuft absatzweise, d. h. das Serum der ersten Gerinnung coagulirt nach einer kurzen Zeit von Neuem, unter Umständen sogar ein drittes Mal. Dieser Verlauf kann leicht zu der Meinung führen, dass das Gewebsfibrinogen hier wirklich wie ein Ferment gewirkt hat; denn der Beweis, dass diese Substanz bei dem Processe aufgebraucht wird, lässt sich für so kleine Mengen nicht leicht führen. Dass es sich indessen hier nicht um eine Fermentwirkung im gewöhnlichen Sinne handeln kann, erhellt aus der Erfahrung, dass durch längeres Kochen des Gewebsfibrinogen zwar seine Fähigkeit intravasculäre Gerinnungen zu erzeugen verloren geht, nicht aber seine Wirksamkeit auf extravasculäres Plasma.

Gekochtes Gewebsfibrinogen.

Die Thatsache, dass gekochte Lösungen von Gewebsfibrinogen in extravasculärem Blut Gerinnung erzeugen, ist von mir schon vor längerer Zeit nachgewiesen worden.[1] Bei dem Kochen coagulirt häufig eine gewisse Menge des Gewebsfibrinogens, doch kann auch alles in Lösung bleiben. Es hängt dies zum Theil von der Alkalimenge ab, welche bei Lösung des Fibrinogens zur Verwendung kam. Ich muss in Bezug auf Details auf die angeführte Schrift verweisen.

Wie complicirt die Verhältnisse sind, geht daraus hervor, dass nicht allein die gekochte Lösung, sondern selbst das beim Kochen sich eventuell abscheidende Gerinnsel ausserordentlich

[1] Ueber Schutzimpfung auf chemischem Wege. Du Bois Archiv 1888.

wirksam auf alle Arten von Peptonplasma ist. Die Eigenschaften der gekochten Lösungen von Gewebsfibrinogen sollen in der chemischen Abtheilung dieses Berichtes ausführlicher besprochen werden. Ich will hier nur sagen, dass das gekochte Gewebsfibrinogen, obwohl seine Wirkung nicht identisch ist mit der des ungekochten, doch in Berührung mit Peptonplasma ebenso wie dieses in die Masse des gebildeten Fibrins eingeht, soweit ich dies gegenwärtig feststellen kann. Etwas anderes ist es mit dem in der Hitze coagulirten Gewebsfibrinogen, welches gleichwohl das Peptonplasma zur Gerinnung bringt.[1]

Jedenfalls würde es nicht gerechtfertigt sein, diese progressive Gerinnung ohne Weiteres als eine Fermentwirkung aufzufassen.

Das Fibrinferment und die normale Blutgerinnung.

In all' den Processen, welche ich beschrieben habe, spielt das Fibrinferment keine Rolle (vergleiche die oben S. 24 gegebene Definition von Fibrinferment). Stellt man sich die für Fibrinferment empfindliche Probeflüssigkeit dar, so findet man, dass Serumfibrinogen, gewaschene Leucocyten aus Lymphdrüsen sowie Gewebsfibrinogen auf dieselbe nicht wirken. Die intravenöse Injection von Ferment ist ohne jede Wirkung, dagegen ist die intravenöse Injection der eben aufgezählten Substanzen von grosser Wirkung. Starkes Peptonplasma wird nicht verändert durch Ferment, wohl aber von jedem der genannten Körper.

Das Fibrinferment ist eine Substanz, welche sich im Blutserum, einem Gerinnungsproduct, findet; in dem Blute, welches die Gefässe verlässt, fehlt es. Es ist daher und war stets unbegründet, das Ferment als die Ursache der Gerinnung anzusprechen. Die Bildung von Fibrinferment ist ein secundärer Vorgang.

Auch die neuesten Untersuchungen über diese Frage, selbst diejenigen der eifrigsten Vertheidiger der Fermentlehre, sind nicht im Stande, die Schwierigkeiten dieser Annahmen zu vermindern. Schon meine frühesten Versuche — über die Wirkung der Leucocyten auf Peptonblut[2] — machten es sehr unwahrscheinlich, dass die Wirkung der Leucocyten darin bestünde, dem Plasma gewisse Substanzen zuzuführen, welche ihm fehlen, dagegen im Serum vor-

[1] Es folgen im Original einige Erörterungen, die dem Uebersetzer nicht von Belang erscheinen.

[2] Du Bois Archiv 1881.

handen sind. Peptonblut, welches mit Leucocyten rasch gerinnt, wird durch Serum nicht verändert.

RAUSCHENBACH[1] — welcher meine Untersuchungen bestätigte und erweiterte — machte die Beobachtung, dass die Zellen kein Fibrinferment enthalten, und dass das filtrirte Plasma gleichfalls davon frei ist. Bringt man aber Zellen und Plasma zusammen, so tritt Gerinnung ein und das Serum dieser Gerinnung enthält eine Menge Ferment. Genau so verhält es sich nun mit der normalen Gerinnung des Blutes. In dem Momente, in welchem das Blut die Gefässe verlässt, ist es, weisse Blutkörperchen und alle anderen Bestandtheile mit inbegriffen, frei von Ferment, sobald aber Gerinnung eingetreten, ist es reich an Ferment. Offenbar muss der erwarteten Wirkung des Ferments auf das Fibrinogen ein anderer chemischer Process vorausgehen. Nach A. SCHMIDT sollten die weissen Blutkörperchen in verschiedener Weise zerfallen, wobei sie bald Ferment liefern, bald nicht. Dieser Erklärungsversuch ist jetzt, nachdem ich Methoden eingeführt habe, welche gestatten mit Plasma und mit Zellen besonders zu arbeiten, aufgegeben worden und es wird nunmehr von allen Beobachtern in Dorpat anerkannt, dass sowohl Plasma wie Zellen an der Wechselwirkung, aus welcher das Ferment hervorgeht, betheiligt sind. Es wird stets nach den Quellen gesucht, aus welchen das Plasma das Ferment abspaltet.[2]

Ueber die Natur dieses Processes sind von der Dorpater Schule drei Sätze aufgestellt worden:

I. Das Fibrinogen ist an dem Process nicht betheiligt (RAUSCHENBACH).

II. Spuren von Ferment, welche im Plasma enthalten sind, spalten möglicher Weise grössere Mengen von Ferment aus den Formelementen ab (NAUCK).

III. Es könnte endlich ein unbekannter Körper in dem Plasma an der Bildung des Fermentes betheiligt sein (NAUCK).

Das war der Stand der Frage, als mein kurzer Bericht über die „CROONIAN Lecture“ und die „Uebersicht einer Theorie der Gerinnung“ in LUDWIG's Festschrift geschrieben wurden.

Inzwischen hatte ich aber die Aufmerksamkeit auf eine Erscheinung gelenkt, welche gegen den Satz II spricht.

[1] Blutplasma und Protoplasma. Dorpat 1883.

[2] NAUCK, Dissertation. Dorpat 1886.

Entstehung von Fibrinferment aus zellenfreiem Plasma.

In meiner Abhandlung „über den Ursprung des Fibrinferments“[1] zeigte ich, dass bei der spontanen Gerinnung von Plasma, welches von allen geformten Elementen befreit ist, Fibrinferment gebildet wird. Schwaches Salzplasma (10procentiges Kochsalzplasma) und Peptonplasma enthalten kein Fibrinferment; werden sie aber verdünnt und durch Einleiten von Kohlensäure zur Gerinnung gebracht, so findet man im Serum Fibrinferment. Als Probe auf die Anwesenheit von Ferment bediene ich mich der Methode von A. Schmidt. Es ergiebt sich daraus, dass an dem Processe, welcher der Bildung des Fibrinferments vorausgeht, die geformten Elemente des Blutes nicht theilzunehmen brauchen. Ich kann nicht sagen, ob im Allgemeinen die Menge von Ferment, welche im Plasma gebildet wird, dieselbe ist wie im normalen Serum; denn es kann Gerinnung stattfinden, ohne dass eine nachweisbare Spur von Fibrinferment entsteht, so dass man gezwungen ist anzunehmen, dass je nach den besonderen Bedingungen, unter welchen die Gerinnung stattfindet, bald mehr, bald weniger, bald kein Fibrinferment gebildet wird. In zahlreichen Fällen ist aber die Menge von Ferment, welche in Folge der Coagulation des zellenfreien Plasmas entsteht, ganz ebenso gross wie im Serum desselben Blutes nach gewöhnlicher Gerinnung.

Und nun zu Satz I. Ich bin ganz der Meinung von Rauschenbach, dass die Leucocyten kein Fibrinferment enthalten, da sie ohne Wirkung auf verdünntes Bittersalzplasma sind, welches die Probeflüssigkeit auf Ferment darstellt; und ich bin ebenso sicher, dass jedes Mal, wenn sie Gerinnung im Peptonplasma herbeiführen, welches frei von Ferment ist, nach der Gerinnung das Ferment sich findet. Rauschenbach machte dieselbe Beobachtung an gekühltem Plasma. Ich befinde mich aber in Widerspruch mit der Folgerung Rauschenbach's, dass das Fibrinogen des Plasmas nicht die Substanz sei, welche mit den Zellen in Wechselwirkung tritt. Rauschenbach stützt sich dabei auf die Beobachtung, dass das gekühlte und filtrirte Plasma des Pferdes mit Leucocyten rasch und unter Bildung von Ferment gerinnt, dass dagegen die Pericardialflüssigkeit desselben Thieres nicht mit Leucocyten gerinnt, wohl aber leicht mit Ferment. Daraus schliesst er nun, dass es nicht das Fibrinogen des Plasmas sein kann, welches

[1] Proc. Roy. Soc. 1886.

von den Zellen afficirt wird, da ja die Pericardialflüssigkeit trotz ihres Gehaltes an Fibrinogen sich indifferent verhält. Der Schluss ist anfechtbar, weil nicht bewiesen ist, dass die Fibrinogene des Plasmas und der Pericardialflüssigkeit identisch sind. Ich habe gezeigt, dass das Fibrinogen des Blutes nicht, wie SCHMIDT und HAMMARSTEN voraussetzen, als ein mehr oder weniger constanter Körper betrachtet werden darf. Ich habe nachgewiesen, dass das (durch Kochsalz, Bittersalz oder verdünnte Schwefelsäure) ausfällbare Fibrinogen des Plasmas mit den Zellen in Wechselwirkung tritt, und habe weiter gefunden, dass es durch die Ausfällung eine deutliche Aenderung erleidet, welche durch Wiederauflösung und Wiederausfällung immer grösser wird, bis endlich, wenn man in der Behandlung fortfährt, ein Fibrinogen erhalten wird, auf welches Lymphzellen nicht die geringste Wirkung mehr besitzen. Ein solches Fibrinogen gerinnt jedoch sehr leicht mit Fibrinferment. Es ist dann in der That im hohen Masse dem Fibrinogen der Transsudate ähnlich.

Das Fibrinferment kann erst wirken, wenn das Plasma verändert ist.

Dass das Fibrinogen des Blutes durch Ausfällung sehr wesentlich verändert wird, ist leicht zu zeigen. Man braucht nur Salzplasma des Hundes mit Kochsalz bis zur halben oder auch bis zur völligen Sättigung zu versetzen, und man wird in zwei unter drei Fällen finden, dass der Niederschlag sich bei der Verdünnung nicht wieder löst, und dass er grösstentheils aus einer Substanz besteht, welche von Fibrin nicht zu unterscheiden ist. Beim Pferde tritt die Veränderung unter gleichen Bedingungen langsamer ein, so dass die abweichende Eigenschaft des Niederschlages sowohl in Bezug auf seine Löslichkeit als in seinem Verhalten zu Gerinnungsfaktoren leicht zu verfolgen sind.

Dass das Fibrinogen des Plasmas die veränderliche Substanz sei, als welche ich es beschrieben habe, wird nunmehr auch in Dorpat im wesentlichen zugestanden; wenigstens scheint jetzt der Ausdruck Fibrinogen ganz aufgegeben zu sein; man spricht dafür von Metaglobulin. Die Dorpater Schule nimmt an, dass der Gerinnung ein chemischer Process, welcher zur Fermentbildung führt, vorausgehe, an welchem das Plasma betheiligt ist. Es giebt demnach gegenwärtig Niemand, welcher die frühere Fermenttheorie in aller Strenge aufrecht erhält.

Diese Vorstellung genügt jedoch noch nicht, wie aus der folgenden Betrachtung hervorgeht. Es wird jetzt allgemein zugegeben, dass Fibrinferment auf das kreisende Blut wenigstens gewisser Thiere, wie z. B. des Hundes, keine Wirkung ausübt. Ich habe weiter gezeigt, dass unter gewissen Bedingungen das Fibrinferment ebenso unwirksam ist auf das extravasculäre Plasma desselben Thieres. Die Fermenttheorie muss daher nicht allein einen chemischen Process, durch welchen das Ferment entsteht, sondern auch weitere Veränderungen voraussetzen, durch welche d a s B l u t e r s t b e f ä h i g t w i r d, m i t d e m F e r m e n t i n R e a c t i o n e i n z u t r e t e n. Die Theorie ist also weit davon entfernt, eine befriedigende Erklärung von dem Vorgange der normalen Gerinnung zu liefern.

In einem früheren Abschnitt dieses Berichtes habe ich die Gerinnung als eine Wechselwirkung der Fibrinogene beschrieben. Dieser Process ist durchaus verschieden von einem Fermentprocess. Dennoch bildet sich dabei Fibrin und zwar unter Bedingungen, unter welchen das Fibrinferment dies nicht vermöchte, und daneben entsteht in der Regel, besonders im extravasculären Plasma, Fibrinferment als eines der Producte der Wechselwirkung der Fibrinogene. Ich bin deshalb zu der Ansicht gekommen, dass bei der normalen Gerinnung eine Wechselwirkung der Fibrinogene stattfindet, und dass das Fibrinferment eines der Nebenproducte des Fibrins darstellt.

Die Vorgänge vor der Fermentbildung.

Wenn z. B. in Peptonplasma durch Gewebsfibrinogen oder Serumfibrinogen Gerinnung erzeugt wird, so tritt nicht allein Fibrin auf, sondern auch Fibrinferment. Dasselbe ist der Fall, wenn Plasma durch einen Strom von CO_2 zum Gerinnen gebracht wird; hier findet also eine Wirkung zwischen zwei im Plasma vorhandenen Fibrinogenen statt, wobei sowohl Fibrin wie Ferment gebildet wird. Peptonplasma wird aber nicht afficirt durch Ferment, und der Gerinnungsvorgang, welcher stattfindet, wenn Fibrinogen dem Peptonplasma zugesetzt wird, hat nicht die geringste Aehnlichkeit mit einer Fermentwirkung.

Ich habe übrigens bereits oben bemerkt, dass die Gerinnung, welche im Peptonplasma durch CO_2 eingeleitet wird, durchaus nicht immer von einer Fermentbildung begleitet ist. Zuweilen fehlt Ferment von Anfang bis zu Ende des Processes. In anderen Fällen entsteht Ferment in Mengen, welche innerhalb sehr weiter Grenzen willkürlich verändert werden können, ohne dass der Gerinnungsvorgang selbst dabei merklich verschieden wird. Man muss also zugeben, dass es Gerinnungsformen giebt, bei welchen das Ferment ein gänzlich unwichtiges Nebenproduct darstellt.[1]

Die weissen Blutkörperchen haben eher einen gerinnungswidrigen Einfluss.

Wir wollen nun für einen Augenblick annehmen, dass weisse Blutkörperchen an der Gerinnung betheiligt sind. Aus unseren Beobachtungen über die Wirkung der Leucocyten auf Plasma und Blut folgt mit Nothwendigkeit, dass diese Zellen, als Substanzen betrachtet, nicht wie Ferment, sondern wie Fibrinogen wirken. Leucocyten bringen extravasculäres Plasma zur Gerinnung. Dasselbe Plasma wird von Fibrinferment gar nicht beeinflusst. In intravasculärem Plasma bringen sie keine Gerinnung hervor. Werden sie in genügender Quantität injicirt, so heben sie die Gerinnbarkeit auf. Es würde schwer verständlich sein, wie ein Ferment zwei entgegengesetzte Wirkungen hervorbringen sollte.

Aus Gründen, die ich oben entwickelt habe, ist es nicht gerechtfertigt, weisse Blutkörperchen und Leucocyten aus Lymphdrüsen zu identificiren. Man muss annehmen, dass letztere, sobald sie in den Blutstrom eintreten, eine Veränderung erleiden, welche ich als die negative Phase in der Wechselwirkung der Fibrinogene beschrieben habe. Wenn den weissen Blutkörperchen überhaupt irgend ein Einfluss auf die Gerinnung zugeschrieben werden soll, so kann es nur der sein, dass sie durch ihren Eintritt in den Blutstrom das Blut flüssig zu erhalten streben, gerade so wie nach Injection von Leucocyten das Blut flüssig bleibt. Eine gleiche Wechselwirkung wird zwischen Blutplasma und Gefässwand (Endothel) seit langem angenommen und ich glaube, dass es sich hier um analoge Processe handelt.

Die Gerinnung beginnt an den Fibrinogenen des Plasmas.

Der Anstoss zur Gerinnung kann daher nicht ausgehen von einer Fibrinogenwirkung zwischen weissen Blutkörperchen und Plasma. Die Vorstellung, dass die weissen Blutkörperchen explodiren oder zerfallen und einfach das Ferment frei machen, ist eine Hypothese, welche von jedem einsichtigen Forscher verlassen worden ist. Der Schauplatz der Gerinnung muss im Plasma gesucht werden, und es ist deshalb von Wichtigkeit, sich zu vergewissern, dass im Plasma die Bedingungen zu einer Fibrinogenwirkung vorhanden sind, derart wie sie stattfindet, wenn Gewebsfibrinogen zu Peptonplasma oder zum Plasma des kreisenden Blutes zugesetzt

[1] Siehe auch unten S. 48 ff.

wird. Ich habe mich bestrebt, durch das Studium der Gerinnung von Peptonplasma und Salzplasma den Beweis zu erbringen, dass dies thatsächlich der Fall ist. Die Theorie der Fibrinogenwirkung erklärt zum Mindesten einen grossen Theil der Gerinnungserscheinungen, während die Fibrinbildung auf Grund einer Fermentwirkung auf Fibrinogen höchstens als der letzte einer ganzen Reihe von wichtigen chemischen Processen angesehen werden kann, welche durch die Fermenttheorie ganz unerklärt bleiben.

Ich will hier die Beweise nicht wiederholen, welche ich bezüglich der Wechselwirkung der Fibrinogene des Plasmas in verschiedenen Abhandlungen aufgeführt habe. Ich möchte aber Nachdruck legen auf die folgenden Punkte, welche in dieser Abtheilung dieses Berichtes nur in fragmentarischer Weise behandelt werden können. Ihre ausführliche Besprechung werde ich mir besser aufsparen für jene Abtheilung, welche von der intravasculären Gerinnung handeln soll.

Peptonplasma, so wie man es gewöhnlich erhält, coagulirt spontan, wenn ein Strom von CO_2 für einige Minuten hindurchgegangen ist; diese Eigenschaft geht verloren oder wird doch bedeutend abgeschwächt, wenn man das Plasma abkühlt und die Substanz, die sie dabei ausscheidet, entfernt. Sehr oft erhält man von vornherein ein Plasma, welches nur sehr langsam und unvollständig mit CO_2 gerinnt. Ein solches Plasma scheidet in der Kälte sehr wenig aus. Die Bedingungen, welche die eine oder andere Beschaffenheit des Plasmas begünstigen, sind sehr verwickelt. Sie hängen ab von der Menge Pepton, welche gegeben worden ist, von dem Ernährungszustande des Thieres, von der Zeit der letzten Fütterung. Die Substanz, welche sich bei der Abkühlung ausscheidet, kann mit Recht als Fibrinogen bezeichnet werden, da sie sich mit grosser Leichtigkeit in Fibrin umwandelt. Um sie von anderen Fibrinogenen zu unterscheiden, habe ich sie A-Fibrinogen genannt. Wie lange man aber auch die Abkühlung fortsetzen mag, so bleibt doch im Plasma die Hauptmenge der gerinnbaren (Fibrin gebenden) Substanz gelöst, und ich bezeichne diesen Rest des Fibrinogens, welcher durch Kälte nicht abgeschieden werden kann, als B-Fibrinogen.

Der Gerinnung geht die Ausfällung eines Fibrinogens voraus.

Jedes Peptonplasma wird durch Gewebsfibrinogen mit Leichtigkeit zur Gerinnung gebracht, und das Plasmafibrinogen als solches verschwindet dabei ebenso wie das Gewebsfibrinogen.

Sättigt man Peptonplasma mit neutralen Salzen, so entsteht ein Niederschlag. Ich habe bereits oben erwähnt, dass dieser Niederschlag sehr schwankende Eigenschaften besitzt, und ich kenne noch nicht die Mittel, durch welche es möglich wäre, dem Niederschlage constante Eigenschaften zu verleihen. Wird dieser Niederschlag — welcher Fibrinogen ist, da er leicht in Fibrin umgewandelt werden kann — zu Peptonplasma hinzugefügt, so erzeugt er bald Gerinnung, bald macht er das Plasma, welches vorher leicht durch CO_2 coagulirt werden konnte, ungerinnbar durch CO_2. Mit anderen Worten: das Fibrinogen erleidet durch die Ausfällung eine Veränderung derart, dass es, zu demselben Plasma hinzugefügt, sich wie ein neues, fremdes Fibrinogen verhält, wobei bald die negative, bald die positive Wirkungsphase vorwiegt.

Die Wirkung der Kohlensäure auf Peptonplasma besteht wohl in der Hauptsache darin, dass es einen gewissen Theil des Plasmas weniger löslich macht. Wie ich nachgewiesen habe, wird das Fibrinogen des Plasmas durch Säuren ausgefällt. Es wird auch durch Abkühlung ausgefällt — je niedriger die Temperatur, desto reichlicher der Niederschlag. CO_2 bringt für sich allein nicht unmittelbar einen Niederschlag in Peptonplasma hervor; aber es begünstigt im hohen Grade die Ausfällung des A-Fibrinogens in der Kälte.

Ich muss hier erwähnen, dass die Ausfällung des A-Fibrinogens durch Abkühlen stets zu einer Veränderung führt, gerade so wie bei der Ausfällung durch Salz das Fibrinogen des Plasmas stets verändert wird. Die Veränderung zeigt sich in einer geringeren Löslichkeit[1] und durch die allmähliche Umwandlung des Niederschlags in einen fibrinartigen Körper, der in manchen Fällen von wirklichem Fibrin gar nicht zu unterscheiden ist. Wenn also die Gerinnung des Peptonplasmas mit der Ausfällung und Veränderung des Fibrinogens so eng verknüpft ist, so muss man erwarten, dass Erwärmung die spontane Gerinnbarkeit vermindert, da das A-Fibrinogen im warmen Plasma leichter gelöst bleibt. Dies wird durch die folgenden Versuche bestätigt:

[1] Frisch (durch Kälte) gefällt löst es sich leicht in der Wärme, in 4procentiger Kochsalzlösung, in sehr verdünntem Alkali. Alle diese Eigenschaften gehen beim Stehen bald verloren.

I. Wird Peptonplasma auf 37° erwärmt und sowohl während des Durchströmens der Kohlensäure als auch später auf dieser Temperatur erhalten, so gerinnt es nicht, während es bei Zimmertemperatur leicht gerinnt. Ich habe diesen Versuch wiederholt ausgeführt, bemerke aber ausdrücklich, dass der gerinnungswidrige Einfluss der Wärme nur dann zur Geltung kommt, wenn vor der Einleitung der CO_2 erwärmt wird. Wenn einmal Gerinnung oder selbst nur Ausfällung begonnen hat, so hat die Wärme einen entschieden beschleunigenden Einfluss. Erwärmung vermindert die Neigung des Fibrinogen zur Ausfällung und Gerinnung.

II. Peptonplasma von der starken Varietät wird bei Zimmertemperatur mit CO_2 behandelt. Nach wiederholten Einleitungen von CO_2 wurde nur ein kleiner Fibrinfaden ausgeschieden. Das Plasma wurde nun für wenige Minuten in den Eisschrank gestellt und wieder herausgenommen, als es eben anfing leicht trübe zu werden. Als nun neuerdings Kohlensäure eingeleitet wurde, gerann es durch und durch.

III. Peptonplasma, welches mit CO_2 leicht gerann, wurde für 24 Stunden in die Kälte gestellt und der Niederschlag entfernt. Es blieb darauf nochmals 24 Stunden im Eisschrank. Nach dieser Zeit hatte sich eine weitere geringe Ausscheidung gebildet und zum Theil abgesetzt, derart dass die obere Hälfte der Röhre ganz klar war, die untere Hälfte leicht getrübt. Die obere Hälfte wurde mit einer Pipette abgehoben; sie konnte mit CO_2 selbst nach wiederholtem Einleiten nicht zur Gerinnung gebracht werden. Die untere Hälfte gerann mit CO_2 und zwar fing die Coagulation nach etwa 15 Minuten an und ging absatzweise vorwärts.

Die Punkte, welche ich klar stellen möchte, sind also folgende: Peptonplasma bleibt lange Zeit hindurch ungeronnen. Es gerinnt unzweifelhaft nach Zugabe von Gewebs- oder Serumfibrinogen oder Fibrinogen, welches aus Peptonplasma dargestellt worden ist; weiter tritt Gerinnung ein nach Durchleitung eines Stromes von CO_2. Die CO_2-Gerinnung ist offenbar ebenfalls als eine Wechselwirkung von Fibrinogen aufzufassen, denn erstens wird sie durch Wegnahme eines Fibrinogens (A-Fibrinogen) verhindert, und zweitens wird sie durch Wärme aufgehoben, weil dadurch die Ausfällung und damit die Veränderung des Fibrinogens unmöglich gemacht wird.

Eine sehr häufige Erscheinung bei der Gerinnung von Peptonplasma ist ein stufenweises Fortschreiten derselben, so zu sagen eine fractionirte oder progressive Gerinnung. Wird der Kuchen der ersten Gerinnung ausgepresst, so gerinnt das Serum von neuem, nachdem es sich vorher unter Bildung eines Niederschlags getrübt hat. Man kann auf diese Weise noch eine dritte und vierte Gerinnung erzielen.

Ausfällung in Scheibenform.

Die Niederschläge, welche im Peptonplasma entstehen bei der Einwirkung von Kälte oder von CO_2, sowie bei der progressiven Gerinnung, sind ausgezeichnet durch die scheibenartige Form der Körner. Den ursprünglichen Kälteniederschlag habe ich wiederholt beschrieben. Der Niederschlag, welcher durch CO_2 entsteht, hat ebenfalls die Form von Scheiben; dieselben sind aber in der Regel kleiner und schärfer definirt als die des Kälteniederschlags; sie verhalten sich auch etwas verschieden gegen Reagentien.

Auf Seite 44 wurde erwähnt, dass bei der Gerinnung von Peptonplasma mit CO_2 Fibrinferment entsteht. Demselben kann aber keine wichtige Rolle bei dem Processe zuerkannt werden, weil seine Menge zu wechselnd ist. Reichlich tritt es nur in den Fällen auf, in welchen eine grosse Menge A-Fibrinogen vorhanden ist. Ich habe das Auftreten und die Menge des Fermentes im Serum des Peptonplasmas mit vieler Sorgfalt studirt und habe eine grosse Zahl von Fällen beobachtet, in welchen die Gerinnung verhältnissmässig schnell eintrat, ohne dass eine merkliche Quantität von Ferment gebildet worden war. Ich gebe das folgende Beispiel:

Beispiel für fermentarme Gerinnungen.

Peptonplasma vom Tage, ganz klar, wird mit CO_2 behandelt. Gerinnung beginnt nach 10 Minuten, und schreitet absatzweise fort. Fibrin und Serum bleiben einen Monat unter Alkohol. Probe Nr. 1.

Dasselbe Plasma am zweiten Tag unvollständig gekühlt, nicht ganz klar. Die Gerinnung trat eher etwas rascher ein. Ein Monat unter Alkohol. Probe Nr. 2.

Normales Serum vom Hunde. Ein Monat unter Alkohol. Probe Nr. 3.

Das Alkohol-Coagulum von jeder der Proben wurde getrocknet, mit Wasser extrahirt und vermittelst Bittersalzplasma vom Hunde lege artis auf Ferment geprüft. Es wurden jedesmal 5 Gramm Coagulum mit 10 ccm Wasser 30 Minuten lang extrahirt. 5 ccm der Fermentlösung wurden mit einem gleichen Volum verdünnten Bittersalzplasmas vermengt. In Nr. 3, vom normalen Serum, trat Gerinnung in 3 Minuten ein. In den beiden anderen Proben trat innerhalb 24 Stunden keine Gerinnung ein.

1 g des getrockneten Pulvers der beiden ersten Proben verursachte keine Gerinnung in 20 ccm verdünnten Bittersalzplasmas.

1 g getrocknetes Pulver von normalem Serum rief sehr rasch Gerinnung in seiner Umgebung hervor; dieselbe breitete sich schnell durch die Flüssigkeit aus.

Ich habe derartige Versuche wiederholt angestellt. Ist A-Fibrinogen reichlich vorhanden, so kann bei der Gerinnung Ferment in solcher Menge gebildet werden, dass sie dem Gehalt des normalen Serums gleich kommt. Da indessen sein Auftreten inconstant ist, so erscheint es berechtigt, in dem Falle des Peptonplasmas das Fibrinferment als ein zufälliges Product zu betrachten; vor der Gerinnung ist es in jedem Falle abwesend. Das Plasma kann auf künstlichem Wege, z. B. durch Verdünnung, beträchtlich verändert und dadurch für die Wirkung des Fermentes sehr empfänglich gemacht werden; aber bevor die Gerinnung eintritt, wird kein Ferment gebildet, und auch hinterher findet es sich nicht regelmässig.

Alle Methoden der Conservirung verändern das Plasma.

Es kann natürlich der Einwurf gemacht werden, dass das Peptonplasma eine Ausnahmestellung einnehme. Da es indessen auf der einen Seite verschiedene Eigenschaften gemeinsam hat mit dem Plasma des lebenden Blutes, und auf der andern Seite mit dem Eisplasma, so kann es nicht als eine durchaus abnorme Flüssigkeit betrachtet werden, wie manche meiner Kritiker behauptet haben. Derselbe Einwurf kann mit gleichem Rechte gegen jede Art von künstlichem Plasma gemacht werden. Ich wähle als Beispiel das Plasma, welches man aus der Jugularvene des Pferdes gewinnen kann, indem man das beiderseits unterbundene Gefäss aus dem frisch getödteten Thiere entfernt und ruhig hängen lässt. Dasselbe ist für genaue Versuche wenig geeignet, da die Formelemente sich nur mit grosser Langsamkeit absetzen. Frédericq,[1] welcher dieses Plasma sorgfältig untersucht hat, berichtet, dass selbst nach fünf Tagen sich noch Leucocyten in den obern Schichten des Plasmas finden. Nach demselben Beobachter bildet sich fast ohne Ausnahme ein kleines Gerinnsel an der Stelle, wo die Säule der rothen Blutkörperchen an das Plasma stösst. (Die Frage nach der Betheiligung der Blutplättchen war zu der Zeit, als dieser Autor schrieb, noch nicht aufgeworfen worden,

[1] Frédericq, Sur la constitution du Plasma sanguine. Gand 1878.

und er betrachtet daher jede körnige Anhäufung als ein Zeichen zerfallener Leucocyten.)

Man kann aber ein Plasma, in welchem Gerinnung, wenn auch in noch so beschränktem Umfange, stattgefunden hat, nicht mehr als ein normales bezeichnen. Ich habe oben berichtet, dass durch die Injection einer kleinen Menge von Serumfibrinogen das ganze Blut des Thieres auf's tiefste verändert wird, und Serumfibrinogen ist ein Nebenproduct der gewöhnlichen Gerinnung. Ferner enthält dieses Plasma (aus der Vene des Pferdes) nach Frédericq stets eine kleine Menge Fibrinferment. Fibrinferment ist aber nicht anwesend im normalen Pferdeblut, und daraus folgt, dass in diesem Plasma bereits chemische Umsetzungen nach Art der Gerinnung stattgefunden haben müssen. Dies stimmt überein mit dem oben erwähnten Vorhandensein eines kleinen Gerinnsels.

Es ist also sehr schwierig, mit Sicherheit zu sagen, wie die Gerinnung vom gelassenen Blute normaler Weise abläuft. Alle experimentellen Methoden, welche der Untersuchung des Gegenstandes dienen, sind einem Einwurfe offen. Man kann feststellen, dass in einem Plasma von gegebenen Eigenschaften die Gerinnung in einer bestimmten Weise vor sich geht; daraus aber zu schliessen, dass in dem normalen Blut die Gerinnung ebenso verläuft, ist nicht ohne weiteres zulässig. Die einzige Methode, welche vielleicht im Stande ist, hier eine Brücke zu schlagen, ist die mikroskopische Untersuchung der Gerinnung innerhalb und ausserhalb der Gefässe. Diese Methode, obwohl für sich allein höchst unzureichend und leicht zu Irrthümern führend, kann zu grosser Wichtigkeit gelangen, wenn sie durch das Experiment controlirt wird. Neuere mikroskopische Untersuchungen haben es sehr wahrscheinlich gemacht, dass die Gerinnung des Plasmas stets mit dem Auftreten von Scheiben oder Körnern in Beziehung steht. Man ist noch nicht darüber einig, ob diese Scheiben ein normaler Bestandtheil des Blutes sind, und es dürfte sich darüber schwerlich Sicherheit gewinnen lassen, weil die Untersuchung ohne Circulationsstörung kaum möglich ist. Es ist ferner Gegenstand der Discussion, ob diese Scheiben als eine organische Form (Formelement) oder als Niederschlag aufzufassen seien. Sicher ist, dass sie im Aderlassblut vorhanden sind, und dass sie bei der Gerinnung zu Grunde gehen, sowie dass bei allen langsam verlaufenden, intravasculären Gerinnungen das reichliche Auftreten

Bedeutung der Scheiben und Körner.

dieser Scheibchen eine wesentliche Erscheinung ist. Endlich hat Löwit[1] gezeigt, dass nach einer geringfügigen Verletzung der Gefässwand die Scheiben rasch in grossen Mengen auftreten, was dafür spricht, sie als einen Niederschlag aufzufassen. Im Peptonplasma ist das Auftreten von Fibrinogen in Scheibenform (A-Fibrinogen) eine wenn nicht nothwendige, so doch sehr begünstigende Voraussetzung der Gerinnung (man vergleiche den Einfluss der Temperatur S. 47).

In einem frühern Abschnitt dieses Berichtes habe ich meine Ansichten bezüglich der Blutplättchen mitgetheilt und die Meinung ausgesprochen, dass vielleicht verschiedene Dinge mit diesem Namen bezeichnet werden. Gelegentlich der Schilderung der Eigenschaften des Peptonplasmas habe ich eine Substanz erwähnt, welche ich mit dem Namen A-Fibrinogen bezeichnet habe. Das mikroskopische Bild, unter dem diese Substanz auftritt, ist der Art, dass es nicht unterschieden werden kann von den Blutplättchen, welche im Peptonblut auftreten. Das A-Fibrinogen kann gesammelt, chemisch untersucht und seine Betheiligung an der Gerinnung genau festgestellt werden.[2] Ich habe ferner die Niederschläge erwähnt, welche im Peptonplasma vor seiner Gerinnung entstehen. Diese Niederschläge haben oft die Form von regelmässigen, scheibenartigen Körnern. Ich beschränke mich hier darauf, ihr Auftreten zu constatiren und werde über die Natur dieser Scheiben und ihrer Beziehung zur Gerinnung in einem folgendem Abschnitt handeln.

---

[1] Archiv f. exp. Path. 1887.

[2] Ich habe dasselbe wiederholt beschrieben. Siehe: Ueber einen neuen Stoff, Du Bois' Arch. 1883. Beiträge zur Frage der Gerinnung. Ebenda 1888. Uebersicht einer Theorie in Ludwig's Festschrift. Leipzig 1887.

Druck von Metzger & Wittig in Leipzig.

FSC
www.fsc.org
MIX
Papier | Fördert
gute Waldnutzung
FSC® C083411

Zeitfracht Medien GmbH
Ferdinand-Jühlke-Straße 7
99095 Erfurt, Deutschland
produktsicherheit@kolibri360.de